ガンの大本は生命場の乱れにあり

ガンは安心させてあげなさい

「ガン安心療法」の最前線

崎谷博征 著

健康常識パラダイムシフトシリーズ４

鉱脈社

はじめに

米国では国民皆保険がないため、新しい抗ガン剤を一年も使用すると億単位の出費になります。毎年新しい抗ガン剤（免疫修復剤も含む）が開発されても、生存期間がたった三カ月延長したというだけで「今度の新薬はすごい」と大騒ぎしているのが現状です（これも実際のデータは操作が入っている可能性があります）。

米国のガン治療に携わっている医師も、はっきりと治療のコストパフォーマンスは極めて悪いと認めていますし、新しい抗ガン剤は何のメリットも生みだしていないばかりか、強い副作用をもたらすことに警鐘を鳴らす研究論文が多数報告されるようになりました。

翻って医療においても米国の属国である日本はどうでしょうか？　残念ながら、米国で問題を引き起こしているような抗ガン剤を（そのことは秘匿して）保険で使えるようにする、などといった低次元の話ばかりしか聞こえてきません。

本編に詳述していますが、キャンサー・フィールド（ガンの場）を含めてすべての病気は、究極には以下に集約されます。

「すべての病気の状態は、体内での電子のフローの停滞から生じる」

もっと具体的に言うと、

「すべての病気の状態は、還元ストレスから生じる電子のフローの停滞とそれから生じる酸化ストレスによって引き起こされる」

そこからシックネス・サブスタンス群（病気の場を形成する物質群）が生命場を攪乱していきます。

この過程を熱力学で言い表すと「エントロピーの増大」に向かわせるということになります。

このエントロピーの増大の過程がまさしくガンなのです。

したがって、ガンを根治するのは、生命場の乱れを元に戻していくこと以外にありえません。生命場をしっかりと「糖のエネルギー代謝」の場に戻せば、このエントロピーの増大の過程はひとりでに元に戻りはじめます。

そして生命場の乱れを元に戻す最も有効な方法が、「ガンを安心させてあげる」ことです。これを私は「ガン安心療法」と命名しています。

本編では従来のガン治療のパラダイムの矛盾だけでなく、ガンの本質を「ガンの場の理論」から詳述していきます。〝ガンを安心させてあげる〟ことがなぜ重要で、かつ有効なのかをしっかりと腑に落としていただければあとは実行あるのみです。

目次

ガンは安心させてあげなさい
「ガン安心療法」の最前線

第3章 「還元ストレス」がすべての引き金

第4章 ガンの場の理論

第5章 ガンの驚くべき代謝

第6章　ガン安心療法

第1章

ガンの原因は〝場〟の変化にこそある

1　ガン細胞を皮下注射した人体実験

一九五〇年代にニューヨークのメモリアル・スローン・ケタリングがんセンターで、ガン専門医のソウサム医師（Chester M. Southam）がある人体実験を行いました。

元々は子宮頸ガンから採取した細胞を培養して不死化したヒーラ細胞（HeLa cell）というガン細胞を、健康状態の違う人に皮下注射してガン細胞がどうなるかを追跡しました。その後も、肝臓細胞ガンなどさまざまなガン細胞を皮下注射した実験を行いました。

その結果、

＊健常者の皮膚にガン細胞を注入した場合

局所に炎症反応が起こったが、二～三週間で完全にガン細胞は消失した。

＊何らかの病気の人の皮膚にガン細胞を注入した場合

ガン細胞が消失するのに二倍の時間（四～六週）がかかった。

＊ガンの人の皮膚に注入

ガン細胞が消失するのが極めて遅いか、その人が死亡しても残存していた。という結果でした。

つまり、ガン細胞は健康な人に注射したときは早くに処理されるけれども、病気の人では処理が遅れる。そしてガンの人にいたっては、注入されたガン細胞が生き残るという違いが生まれたのです[1]。

これはガン細胞そのものよりも、ガン細胞の置かれている環境が、ガンの成長を左右するということを明示しています。この細胞の周囲環境のことを〝場《ば》（フィールド：field）〟といいます。

ソウサム医師が人体実験をしていた当時は、「細胞の異常、あるいは遺伝子（DNA）の異常（変異）によって無限に増殖することがガンの原因である」という理論が主流であっただけに、ガンが〝場〟によってふるまいが変わるという事実が実際の人体実験で示されたことは驚きでした。

ただし、この人体実験自体は、注入した人たちに対する事前の同意を得ていなかったという倫理的問題が発覚し、ソウサム医師は一年の謹慎処分を受けています。もちろん、研究論文としては発表されることはありませんでした。

2　乳ガンには季節性がある

以前から乳ガンには季節性があることが知られていました。春に最も多く発生し、秋が少ないのです[2]。その理由として、春に性腺刺激ホルモンが高値になることが挙げられています。

性腺刺激ホルモンでエストロゲンという発ガンを促すホルモンが放出されます。つまり、春には、乳房だけでなく全身がエストロゲンに暴露しやすい〝場〟になっているということです。

乳ガンの手術成績も生理周期によって変わることが知られています。黄体期に手術した方が再発は少ないのです[3]。これは黄体期にはプロゲステロンという最大の抗エストロゲン作用をもつホルモンが高くなるからです。この場合も、細胞の場がホルモンによって変化することが、ガンにも影響を与えています。

3 手術によって転移したガン

一年前に私にご相談をいただいた七十歳の男性は、ご相談の少し前に大腸ガンと診断されて、大腸の摘出手術を受けられました。大腸ガンはたまたま大腸の内視鏡で見つかったもので症状はなかったということでした。

手術後半年してから右胸部に痛みや咳き込みを覚えたので担当医に伝えたところ、検査の結果、大腸ガンの肺転移と判明したということでした。手術前に他の臓器に転移がないかをPET検査までして調べていたので、この男性もこの担当医の診断を聞いて青天の霹靂《へきれき》だったようです。

そしてこともあろうに、担当医からは半年～一年の予後と言われたということでした。その男性は怒りにふるえて、私のところに相談に来られたのです。

最初に私とお会いして開口一番、「手術でガンが転移しました」とおっしゃいました。もちろん術前検査で他にガンの転移がなかったので、こうお話しされるのももっともなことです。

詳しくは後述しますが、ガンにダメージを与える治療は、すべて再発か悪性化を促します。この方のように最悪のケースでは、多臓器への転移さえも促進させてしまいます。私が研修医のころ、四十歳代の大腸ガンの男性の担当医になったことがありました。この方も術前（当時はＣＴ検査だけだった）には明らかな転移巣はありませんでしたが、大腸切除後に肝転移が発覚しました。この方に指導医の教えどおりに抗ガン剤の投与を勧めましたが、拒否されて自然治療を選択するということですぐに退院されたことを今のように思い出します。あの時も、あの男性は深い絶望感にとらわれていたと思います。何も知らない、経験もない一研修医にその苦悩が分かるはずもなかったのですが、今となっては忸怩《じくじ》たる思いにとらわれます。

ガンの転移は、手術がガン細胞を取り巻く〝場（環境）〟にダメージを与えて、さらにストレスフルな〝場〟にしてしまった、そのことに対する生命体の自然なストレス応答といえます。結果的には手術をしなければ、大腸ガンの肺転移はなかったでしょう。手術という過剰なストレスを加えたことによる〝場〟の変化で起こった出来事です。

冒頭のご相談に来られた男性には、なぜ手術でガンが転移するようになるのか、あるいは再発するのかを丁寧に説明申し上げたあと、転移巣のガンにこれ以上刺激を与えないようにすることを第一に指導していきました。

現在、担当医に言われた余命を超えて、ガンの場をできるだけ安心・安全の場にする方法（後述するガン安心療法）で一年半経過をみさせていただいています。体調も良く、海外旅行にも出かけられるようになっています。

4 ライフスタイルを変えてガンと共に生きる女性

四十三歳の元看護師の女性が乳ガンの治療のことで相談に来られました。二十代から病院勤務をずっと続けてこられ、かつ離婚されたとのことで、とてもストレスフルな人生だったということでした。家族歴も、小さいときにご両親が離婚されていて母親に育てられたということでした。三十九歳のときに右乳ガン（右リンパ節転移）が発覚し、紹介を受けてすぐに手術。その後抗ガン剤を服用されてきたとのことでした。しかし、それにもかかわらず、手術部の右胸にまた固いしこりを自覚されるようになったのでご相談に来られたのです。

まずは投与されている抗ガン剤の内容を見させていただき、ガン細胞の場にダメージを与えるようなものを除外していきました。後述するように、容易に獲得した薬剤耐性はガン組織内に伝播し、かつ抗ガン剤によってガン細胞がより悪性化するからです[4][5]。そして食事を含めたガン細胞の場を整える治療（ガン安心療法）を指導していきました。

現在、ガンの発症を契機に看護師の仕事も辞められてライフスタイルもかなり変わったとおっしゃっていましたが、右乳ガンの術後のしこりの増大もなくみるみる元気になっておられます。しかし、いみじくも「あの仕事を続けていれば、すぐに再発していると思います」とおっしゃいました。

精神的ストレスは物質的なストレスと同価です。精神的ストレスだけでも後述するような細胞の場を乱すシックネス・サブスタンス（病気の場を形成する物質）が出揃《そろ》います。ライフスタイルを変えることで、今まで常時細胞の〝場〟にかけてきた過剰なスト

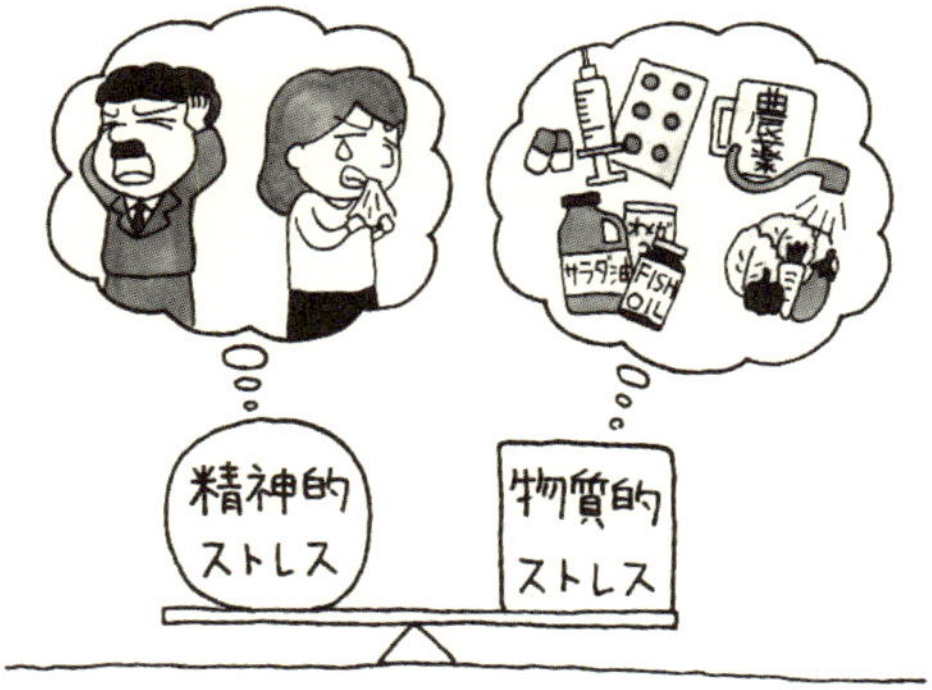

物質的ストレスと精神的ストレスは等価である
（精神的ストレスも物質に変換されて生体内で作用する）

レスを軽減することができます。ガン細胞もそれを取り巻く〝場〟のストレス環境が低下（安心）すれば、それ以上の無秩序な増殖や転移をする必要性がなくなっていくのです。ガン細胞が増殖さえしなければ、共生していけるのです（後述するようにエネルギー代謝を高くしていけば、ガン細胞は縮《しゅく》退《たい》するか、正常化していきます）。

もちろんこの方が、現在再発もなく快方に向かっているのは、職場環境だけでなく、食べ物などを含めたライフスタイルを変えることによる〝場〟の変化がもたらしているのです。

後になって分かったのですが、この方は担当医が女性ということもあり、「先生がもし乳ガンと診断されて、手術を受けられたとしたら、このような抗ガン剤は服用されますか?」と尋ねたそうです。その先生は声を潜めるようにして、「私であればこの抗ガン剤は服用しません」と正直におっしゃったそうです。

私に相談に来られる方は、ドクターや治療家の中には自分の治療法に従順に従わない、あるいは質問をして答えられないと怒りだす人が多い、と異口同音におっしゃいます。治療は治療者が自分のエゴを満たすために指導するものではありません。この方の担当医のように、正直に、患者さんに向き合えるドクターや治療家が増えていくことを望むばかりです。

5 兵糧攻めではガンの再発は免れない

ガンの治療を模索していてやっと、ガン細胞が糖とグルタミンを大量に使用するという事実から、「原始人食」の内容でかつ糖とグルタミンを食事から減らす「ケトパレオ食」が有効だという結論に至りました。二〇一三年のことでした。これは実際に脳腫瘍で糖とグルタミン制限によってガンが縮小していった症例や細胞・動物実験の報告を読んだことがきっかけでした。

実際に、血糖を低く維持し、グルタミンが豊富に入っている食材を避ける方法で、ガンの末期の方などを指導させていただきましたが、しかし、一時的なガンの縮小あるいは増殖休止をもたらすことができても、最終的にはガンの再発は免れませんでした。現在では本当に救うことができなくて申し訳なかったと断腸の思いです。これは、その後サイエンスの基礎を何度も勉強し直した今になって考えれば当然の結果だったのです。

血糖を下げるというのは、人類最大のストレスを与えているのですから、ガンだけでなく健康な細胞の〝場〟すべてにダメージを与えてしまいます。つまり、血糖を下げた状態をキープするのは、血糖値を上げるために緊急出動するアドレナリン、コルチゾール、成長ホルモン、プロラクチンなどのシックネス・サブスタンス（病気の場を形成する物質）を常時高い状態にすることに他なりません。これはガンの場（キャンサー・フィールド）にさらにダメージを与えて、ガンを不安と疑心暗鬼に追いつめてしまいます。

その状態では、さらにガン細胞はストレス応答として無秩序に増殖していきます。

実際に短期的に糖とグルタミンを減らした兵糧攻めを行ったガン細胞では、一時的な縮退が見られても、必ずリバウンドします。それは、後述するようにガン細胞はさまざまな代謝経路を活用することができ、糖やグルタミンといったチャンネルを遮断しても、すぐにそれに適応して新しいチャンネルを開発することができるからです。

短期的な結果ではなく、長期的な結果を予測できなかった自分の不勉強とガン患者さんを救えなかった思いが今回の著作の強い動機になっています。

なぜ、当時の私は短期的な結果でしかものを見ることができなかったのか？　それは、私に決定的にサイエンスの基礎が欠けていたからです。サイエンスの土台がしっかりしていないと、いくら臨床経験を積んでも間違った方向に行ってしまいます。今回は私の心臓をえぐるような失敗はどこから来たのかを詳述し、苦悩の末、ようやく見えてきたガンの根本治療を惜しみなくみなさんとシェアしたいと思います。

第2章

ガンは遺伝子の病気ではない

1 ガンの「遺伝子変異説」は証明されたことがない!

私が医学部の学生時代からガンについて学んだことは、「ガンは遺伝子の病気である」ということでした。その後、医師になってもガンに関する研究は遺伝子研究一色でした。このガン研究の大きな潮流は一世紀以上前まで遡ることができます。一九一四年にドイツの生理学者であるテオドール・ボベリ(Theodor Boveri)が明確に「ガンは一つの細胞の問題である。染色体に問題が起こることで増殖する」と記しました[6]。

そののちに遺伝子の本体は、DNA(デオキシリボ核酸:deoxyribonucleic acid)であることが発見され、ボベリの説は、「ガンは細胞の遺伝子(DNA)の異常である」という仮説(体細胞突然変異説:somatic mutation theory, SMT)に改変されます。

卵子や精子以外の体を構成する細胞を体細胞《たいさいぼう》といいます。体内の数ある体細胞のうちの一つの細胞の遺伝子(DNA)に突然変異が起きる、そしてその遺伝子変異を起こした細胞が増殖する(クローン増殖:同じ遺伝子をもつ細胞の増殖)ことがガンの原因ではないかという推測でした。

つまり、ある一つの細胞（体細胞）の遺伝子が変異し、それと同じ細胞（クローン）が増殖し続けるという推測です。現在では遺伝子の変異がなくても、細胞の遺伝子のスイッチのオン／オフが変化することでガンになるという「エピジェネティックス」とよばれる現象も発見され、この体細胞遺伝子変異説（ＳＭＴ）のバリエーションとして加わっています。いずれも一つの細胞の異常が増殖していくという意味で同じです。

さらに、体細胞遺伝子変異説の現代バージョンが「ガン幹細胞仮説（cancer stem cell theory）」です。ガン組織の中にガンになる幹細胞（stem cell）があり、それがクローン増殖するというもので、理論的枠組は従来の体細胞遺伝子変異説となんら変わりません。

しかし、これらの〝遺伝子変異〟仮説はいまだ証明されたことがないと言ったら驚かれるでしょうか？

一般に何かが病原体であると証明するために使われるものに、「コッホの三原則」があります。

①ある一定の病気には一定の病原体が見出されること
②その病原体を分離できること
③分離した病原体を感受性のある動物に感染させて同じ病気を起こさせること（そしてその病巣部から同じ微生物が分離されること）

これをガンにあてはめると、

①ガン組織で必ずガンの元になる遺伝子変異をもつ細胞が認められること
②ガン細胞からその遺伝子変異部位を分離できること
③その遺伝子変異部位を正常細胞の遺伝子に挿入したときに同じガンになること（そしてそのガンになった組織から取り出した遺伝子に同じ変異があること）

になります。

実は、この遺伝子変異説が提唱されてメインストリームの医学の中心となったこの百年の間に、国や製薬会社からの潤沢な資金が投入されたにもかかわらず、この条件を満たす実験が成功したことがありません。

そもそも現在の進歩した検査方法をもってしても、ガン組織から取り出した遺伝子（DNA）が、死滅した正常細胞由来なのかガン細胞由来なのか、それともその両方を見ているのかさえ判別できないのです[7]。つまり、ガン組織がひとつの遺伝子変異した細胞が分裂・増殖してできるという証拠がまだ証明されたことがないのです[8]。

私がもし学生時代や大学院生時代にこの事実を知っていたら、腰を抜かしていたことでしょう。誰かの推測が証明済みの原理とされ、教科書に掲載されているのですから、これほど非学問的（unscientific）なことはありません。

生まれたときにすでに遺伝子変異があってガンになる〝真の〟遺伝性のガンといえる稀な疾患は、ガンの種類全体の一〇％程度にすぎません。一般にいわれているガンでは、遺伝子の異常がガンを引き起こすということはいまだに証明されていません。

2　遺伝子変異とは何か？

ガンの中にはいくら探しても、細胞に遺伝子変異がみつからないものがあることが多数報告されています。二〇〇七年の『ネイチャー』誌には、二一〇のさまざまな種類のガンのうち、なんと七三のガンは発現する遺伝子領域（エクソン領域という。発現しない領域をイントロン領域という）に遺伝子変異がひとつも認められなかったと報告されました[9]。

その逆に、まぶたの上皮細胞のような正常組織でもガンを引き起こすとされている遺伝子変異（cancer-driver gene mutation）がありますが、発ガンするのは極めて稀です（発ガンするのは遺伝子変異以外の他の要因があるということ）[10]。

私たち生命体は、最初の受精卵という単一細胞から最終的に二百種類以上（総数何十兆個）の細胞に分かれていきます（これを「分化《ぶんか》：differentiation」という）[11]。そして細胞が成長していくこの過程では、体内のすべての種類の細胞の染色体や遺伝子（DNA）にダイナミックな変化が起きています[12]。

すでに一九四〇年代に、米国の生物学者であるバーバラ・マクリントック（Barbara McClintock）によって、遺伝子形質は環境（特にストレス）に応じて頻繁にジャンピングして動く（transposition）現象があることが、トウモロコシの研究で報告されていました[13][14]。これが子孫の多様性を生み出していることを、明らかにしました。

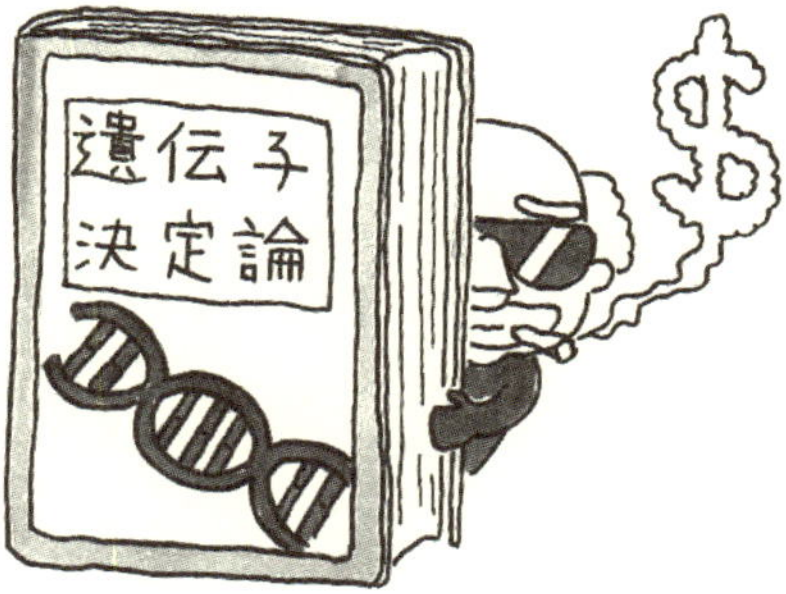

「遺伝子決定論」は支配者に都合のよい理論

しかし、当時はまだ遺伝子の本体がDNAであると分からなかった時代のことであり、マクリントックの発見した現象は激しい中傷・非難に遭いました（一九五〇年からは彼女は研究結果の発表をやめました）。それは、支配層（研究資金の出し手）にとって「遺伝子決定論」を根底から覆《くつがえ》す研究内容だったからです。

現在では、ヒトの遺伝子（DNA）全体の五〇％以上に、移動する遺伝子（mobile, jumping DNA）の挿入の痕跡があることが分かっています[15][16][17]。これを専門用語で

「トランスポゾン」(transposon) といいます。細胞内の遺伝子の移動だけでなく、体内の細胞の間では、タンパク質、核酸、ミトコンドリアなどを融通し合っています。

遺伝子（ＤＮＡ）は生命の設計図で不変であるというのが「遺伝子変異説（ＳＭＴ）」の大前提です。しかし、遺伝子（ＤＮＡ）は頻繁に新しいものが挿入されたり、違うところに移動したり、ダイナミックに変化しているので、両親から受け継いだ遺伝子（ＤＮＡ）が不変というわけではありません。

したがって、遺伝子（ＤＮＡ）のジャンピング現象にみられるように、正常細胞にもたくさんの遺伝子変異や染色体変化（これを現代医学では染色体異常ととらえる）があります。

つまり、細胞の成長・分化過程で遺伝子や染色体にダイナミックに変化が起こるのは必然であり、それをもってガンが必然的に起こるとはいえないということです。

遺伝子や染色体の変異は、細胞の成長・分裂あるいは組織形成過程で起こる結果であり、原因ではありません。遺伝子あるいは染色体の変異（ほとんどがトランスポゾンによる）のみが真の原因となるガン（真の遺伝性のガンと呼ばれるもの）は極めて稀であ

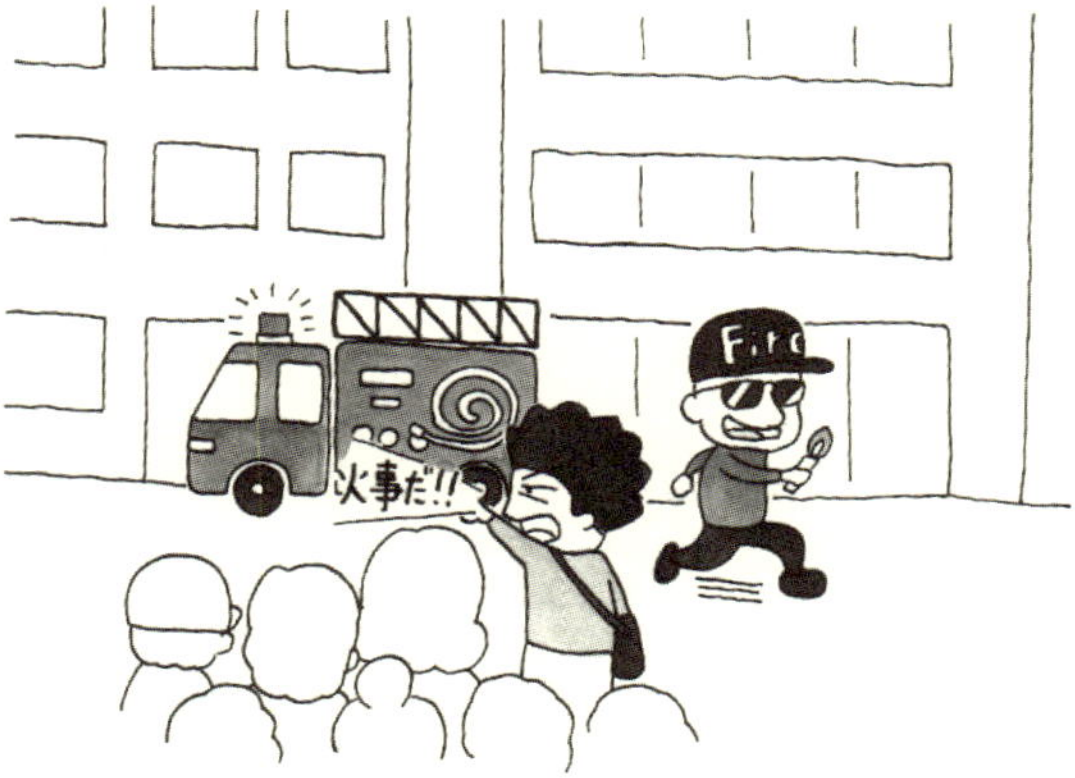

火事場に消防車があるからといって、消防車が火事の原因ではない
（遺伝子異常は結果であって原因ではない）

り（全種類のガンの一〇%程度）、一般のガンには当てはまらないのです。

これをもっと分かりやすい例えで言うと、

「ミカンが箱の中にあるという事実だけで、箱の中でミカンができる（箱がミカンを作る）とはいえない」というのと同じく、「ガン細胞の中に遺伝子異常があるという事実だけで、遺伝子異常がガンを引き起こす」とはいえないということです。

別の例えでガンと遺伝子変異の関係をいうと、火事と消防車の関係と同じです。火事場を見ると必ず消防車がありますが(火事があれば消防車がかけつける)が、これをもって消防車が火事を引き起こしているわけではないのと同様、遺伝子変異がガンを引き起こしているのではありません。ガンという火事があってはじめて遺伝子変異という消防車が駆けつけるのです。つまり、ガン(火事)になる直接の原因は他にあって、突然変異(消防車)はガン(火事)になった結果を見ているにすぎないということです。

最近になって、環境による遺伝子のスイッチのオン/オフの変化(これを「エピジェネティック変化」という)が起こることが、のちになって遺伝子変異(DNAの配列変化)を起こしやすくするという統合説まで出てきています[18][19]。最初の世代で遺伝子変異がなく、エピジェネティック変化があったものは、世代が下がるにつれて遺伝子変異が増加するという現象です(エピジェネティック→ジェネティック)。つまり、遺伝要因よりも環境因子の方が大きいということだけでなく、環境因子によって受けた影響があってはじめて遺伝要因も働くということです。

3 ガン遺伝子の活性化は〝代謝異常の結果〟にすぎない

メインストリームの医学では、ガン細胞は、遺伝子変異つまり、ガン遺伝子（ガン遺伝子のシグナル経路：oncogenic signaling pathway）の活性化がガンの原因としています。しかし、近年になって厳密な細胞実験などで完全にこの仮説は覆されています。

すでに一九五〇年代には、ドイツのワーバーグ（Warburg）によって、糖の過剰な発酵がガン細胞の代謝の特徴であることが突き止められ、これがガンの直接の原因であることが発表されていました（これをワーバーグ効果：Warburg's effectと呼ぶ）[20]。

そして一九七〇年代に米国のビッセル（Bissell MJ）らによって、このことが確認されています。ヒヨコの胎児細胞（胎児線維芽細胞）に過剰に糖を取り込ませる（過剰に糖を発酵させる）とその細胞は悪性化し、逆に悪性化した細胞に糖の取り込みをブロックさせる（過剰な糖の発酵をブロック）と、その細胞は正常化したのです[21]。

乳ガンの発生・増殖には、上皮成長因子受容体《じょうひせいちょういんしじゅようたい》[22]、ベータ1インテグリン（β1 integrin）、マイトジェン（分裂促進因子）活性化プロテインカイネース経路（MAPKP:

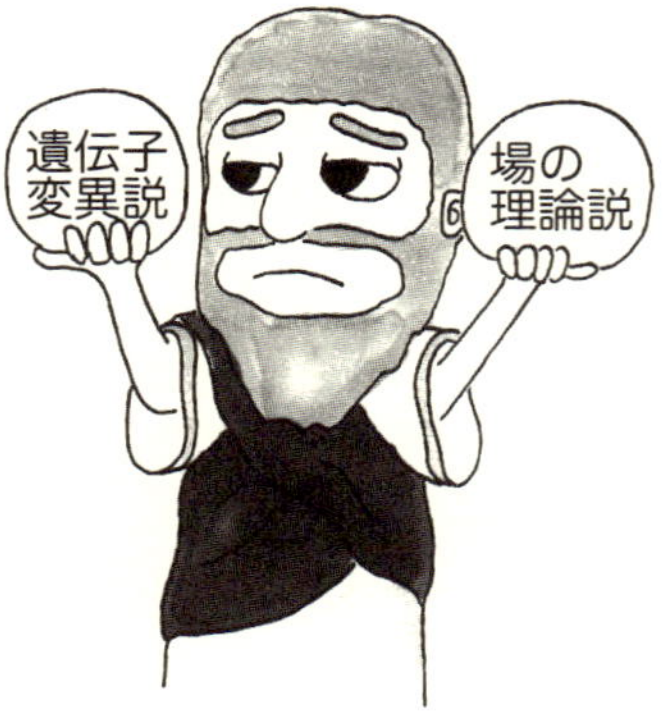

欧米のサイエンスを二分する
「遺伝子変異説」（氏）と「場の理論」（育ち）

mitogen-activated protein kinase pathway)、AKT経路などのさまざまなガン遺伝子（ガン遺伝子のシグナル経路）が関与しているといわれています[23][24][25]。そして二〇一四年には、これらのさまざまなガン遺伝子やそのシグナル経路は、糖の過剰な発酵（ワーバーグ効果）によって引き起こされることが細胞実験で証明されました。

また、乳ガン細胞になった細胞に糖の取り込みを抑える（＝糖の過剰な発酵を抑える）と、ガン遺伝子やそのシグナル経路が不活性化しただけでなく、乳ガン細胞が正常の乳腺細胞へと回帰（reversion）したのです[26]。

これらの実験結果は、ガンは代謝異常（環境因子）で引き起こされるものであり、遺伝子変異の結果引き起こされるとされていたガン遺伝子（シグナル経路）の活性化は、代謝異常の結果（付帯現象：epiphenomena）にすぎないことを明確に示しています。

4 遺伝子変異仮説（SMT）では説明できない他の重要な事実

幼少時にみられる神経芽細胞腫（neuroblastoma）という腫瘍があります。この腫瘍は、ガンのファイナルステージとよばれる、肝臓、骨髄、皮膚に遠隔転移した後でさえも自然縮退して、正常の組織に戻ることがよくあります[27][28]。

実はすべての進行悪性ガンにも自然縮退現象が認められます。二〇一六年に、今まで報告のあった症例を全てまとめて解析した研究（メタ解析）が報告されました。あらゆる種類の進行ガンで〇・五〜三・八％の自然縮退が認められたという結果でした[29]。これは医療機関でガンが無治療でも縮小していく現象を画像で確認したものです。実際は、医療機関にかかっていない、あるいは無症状で気づいていない例があるため、ガンの自然縮退例はもっと多いはずです。

このような現象は、遺伝子異常が起こった細胞が増殖していくという「遺伝子変異仮説」では説明がつきません。遺伝子変異は一度起こると取り返しのつかない出来事とされているので、正常細胞に戻ったり、縮小したりしていくという現象そのものが説明つきません。

また乳ガン、子宮ガンや前立腺ガンでは、エストロゲンというホルモンをブロックすると原発巣や転移巣が縮退していくことが分かっています[30][31]。このように遺伝子変異に関係ないホルモンによってガンが変化することも、遺伝子変異説では説明がつかないのです。

さらにガン細胞に正常な細胞質あるいはミトコンドリアを移植すると細胞のガン化や増殖・周囲への浸潤が抑えられます[32][33]。細胞の遺伝子変異が原因であれば、そもそもこのような細胞移植実験でガン細胞の増殖を抑えることができないはずです。

さらに、興味深い現象として、異物を組織に埋め込むとその部分にガンができることがあります。これを「異物発ガン（Foreign-Body Carcinogenesis）」といいます。遺伝子に影響を与えない（遺伝子変異を起こさない）プラスチックやアスベストを動物の皮下などの組織に埋め込むとガンが局所に形成されます[34]。最近になって、美容外科などで挿入される乳房の異物によって発ガンすることが問題となっています[35]。

「異物発ガン（Foreign-Body Carcinogenesis）」では、組織に炎症が起こります。そして組織が線維化・硬化し、最終的には細胞は死滅して、組織の萎縮《いしゅく》が起こります。その中でも何とか生き残った細胞がガン細胞になります。これらの一連の過程に遺伝子変異は必要ありません。

さらにはクロロホルム（chloroform）のような、遺伝子に突然変異を起こさない化学物質の暴露でも発ガンします[36]。

それでは、遺伝子に変異がないのに、なぜガンができるのでしょうか？

5 ガンを引き起こす「バイスタンダー」効果

従来の医学では、ヒトの身体の特徴、病気への罹《かか》りやすさ、さらには知能までが遺伝子に支配されているという仮説が支配的でした。この仮説を「遺伝子決定論」(genetic determinism／nativism) といいます。前述のガンの体細胞遺伝子変異説もこの「遺伝子決定論」の一つです。

現在ではこの仮説は否定され、遺伝子よりむしろ環境因子の方が生命体の形態や性質に影響を与えていることが明らかになっています[37]が、この「遺伝子決定論」の考え方は根強く、その流れで、放射線は長らく、遺伝子（DNA）に直接作用して、遺伝子変異（突然変異）を起こすと考えられてきました。

私も大学では放射線＝遺伝子の変異と学びました。放射線が遺伝子（DNA）に変異を与えると、すぐにその異変を修復する体の防御反応が開始されます。そして、その遺伝子（DNA）変異があまりにも大きく、修復が間に合わない場合に、発ガンなどが起こるとされてきました。

しかし、このような局所的な遺伝子変異モデルは、一九九二年の実験で明確に否定されました。

その実験とは、ハムスターの卵巣細胞を取り出して、そこにプルトニウム由来のアルファ線をあてたものです。全体のたった一％の細胞にアルファ線をあてたところ、なんと全体の三〇％にアルファ線の影響（染色体異常）が出たのです（姉妹染色体交叉〈SCE：sister chromatid exchange〉という現象が起こった）。しかも〇・三一mGyというかなりの低線量でした。

実際に通常のX線で全体の三〇％の細胞に染色体異常を起こすには、その一万倍近い照射量が必要です。したがって、この三〇％の細胞は、ダイレクトにアルファ線に影響を受けているのではないことが明らかです（そもそも全体の一％にしか直接アルファ線を照射していない）[38]。

通常は起こり得ないと考えられてきた低線量で、しかも照射していない細胞にまでもこれだけ大きな変化が起こるのは、放射線が直接細胞の遺伝子（ＤＮＡ）にヒットするという従来のモデルでは説明がつきません。

このように、「放射線（電離放射線：ionizing radiation）を直接照射された細胞だけでなく、その周囲の直接照射されていない細胞（バイスタンダー細胞）にも放射線を照射された影響がみられることを「バイスタンダー効果」といいます。

ペトリ皿（試験管）の実験（in vitro：イン ヴィトロ）だけではなく、体の中（in vivo：イン ヴィヴォ）でもこの「バイスタンダー効果」が認められます。

マウスの頭部（脳）を鉛で保護して、全身に放射線をかけた実験があります。鉛は放射線を通しませんので、直接マウスの頭部（脳）には放射線はあたりません。ところが、この脳を保護したマウスに悪性脳腫瘍ができたのです[39]。

逆にマウスの頭部（脳）以外に鉛のシールドをつけて、頭部（脳）だけに放射線を照射したところ、脳とは離れた脾臓に遺伝子（DNA）のダメージや細胞増殖が見られました[40]。

人体においても、前立腺ガンに放射線をあてた症例では、高率に肺ガンを発症することが分かっています[41][42]。

このバイスタンダー効果による発ガンを特別に「二次的発ガン(secondary malignancy)」

といいます。

生体内では局部に放射線をあてても、遠隔部位の組織に遺伝子異常などが出現し、発ガンが誘発されるのです。

バイスタンダー効果は発ガンを起こすだけではありません。ラットの実験では肝臓に放射線をあてたところ、記憶・認知・実行機能など遠隔の脳に著しい障害が出ました[43]。

バイスタンダー効果は、生体内において遠隔部位にまで影響を及ぼしますが、生物間でもこの効果が認められます。

ある生簀《いけす》の魚に放射線をあてます。この生簀に新しい魚を入れると、その魚も放射線をあてていないのにもかかわらず、放射線障害がみられるのです[44]。

まるでバイスタンダー効果はウイルスの感染のようです。

さらに興味深い事実があります。

チェルノブイリ原発の被ばく者およびガンで放射線治療を行った人の血液を取り出し、正常細胞が入ったペトリ皿に加えると、正常細胞の染色体がダメージを受けたのです[45]。

しかも、二十年前に被ばくした人の血液を加えても同じ結果になったのです[46]。

男性の頭部に放射線をあてると、その男性の精子に異常が起こります。そして、その男性の子供が白血病になる確率が高くなることまで分かっています[47]。

このバイスタンダー効果の恐ろしいところは、長期的に効果が持続し、さらにその効果が子孫に〝遺伝〟していく点です。環境によって起こった生命場の変化が遺伝していくという「環境遺伝」効果が認められるのです。


バイスタンダー効果は、病気の場（シックネス・フィールド：sickness field）に置かれた正常細胞や組織がガン化していくことを見事に証明しています。

放射線をあてられた細胞から放出されたもの、あるいは被ばくした人の血液の中に病気の場を作る物質、しかも他の細胞に末代まで影響を及ぼす（エピジェネティックス）物質が含まれていると考えないわけにはいきません。

私は、二〇一一年三月十一日に起きた地震による福島第一原子力発電所事故があった当時、それまでの文献から確率論的（確率という概念そのものがすでに人体を線形で考える過ちを犯している）には甲状腺ガン、白血病、心筋梗塞が若干上昇する程度で終わるのではないかという希望と憶測が入り混じった考えでいました。

しかし、バイスタンダー効果をしっかり理解すれば、それはおそろしく甘い考えでした。実際に最新の報告では、福島の事故後の子供の甲状腺ガンの発生率は約三十倍になっています[48]。この論文発表の後に慌てて長崎大学の山下俊一氏が「それは甲状腺検査導入のバイアスによるものだ（過剰診断のせいだ）」と苦し紛れの論文[49]で火消しをしていますが（マスコミは後者の火消ししか流さない）、論文の中身をみればどちらが真実かは明らかです。

生命体のメカニズムを理解すれば、放射線や化学物質暴露に関しての、「安全閾値《いきち》」などというものは、何の学問的な根拠もない全くのイリュージョン（幻想）なのです。

6 ガンの場（キャンサー・フィールド：Cancer field）

このように正常細胞が病気の場に入ったときにガン化する現象は、放射線で起こる現象に特有なのではなく、どのような要因であっても、ガン細胞ができる〝場〟であれば正常細胞がガン化していくのです。

ガンは細胞に変異が起こるのではなく、病気の場で形作られていくということは、すでに十九世紀にドイツのヨハネス・ミュラーらによって提唱されていました。一九三〇〜五〇年代には、イギリスの発生学・動物学者であるワディントン（Waddington）、放射線医のスミサーズ（D. W. Smithers）、オー（J.W. Orr）、米国の腫瘍外科医のスラウター（Slaughter）らによって精力的に研究報告されていました[50][51][52]。それは現在では従来の「体細胞遺伝子変異説」に代わる理論として、米国タフツ大学の生物学者であるソーネンシャイン（Sonnenschein）らによって「組織形成場の理論（TOFT：tissue organization field theory）」とまとめ直されています[53]。

ガンが徐々に形作られていく「病気の場」を私は特別に「ガンの場」（キャンサー・フィールド：Cancer field）と呼んでいます。ガンは細胞そのものに問題があるのではなく、その周囲の〝場〟に問題がある、そのガンの形成する〝場〟を特別に「キャンサー・フィールド」と呼んでいるのです。

キャンサー・フィールド（ガンの場）を証明した興味深いいくつかの実験を紹介しま

しょう。

ある正常細胞を異種の組織に移植するとガンができることが以前より知られています。たとえば、卵巣を脾臓に移植する実験では、卵巣にガンができるのです[54][55]。移植された細胞にとっては、異種の環境であり、細胞間のコミュニケーションに齟齬《そご》があったと考えられます。そのために、新しい環境に適応するための十分なエネルギーを得られなかったことが、発ガンにつながったのです。移植された細胞が周囲から、エネルギーの源になるものを得られない状況に陥った場合は、ガンにすらなることができずに細胞死となって死滅していくでしょう。

逆にガン細胞を正常細胞、特に発達過程の正常組織（胎児組織）に移植すると正常細胞に戻ります[56][57][58]。また、乳ガン細胞を正常の乳腺組織（あるいは乳腺組織を模した組織）に入れると、乳ガン細胞は正常の乳腺（上皮細胞）に戻ります[59][60][61]。

ガン細胞が正常細胞に戻るというのは驚きかも知れませんが、実験では過去数十年間で何度も確かめられている事実です。これをガンの「再プログラミング（reprogramming）」といいます。

ガンの再プログラミングでは、逆にガン細胞が周囲とのコミュニケーションもうまく

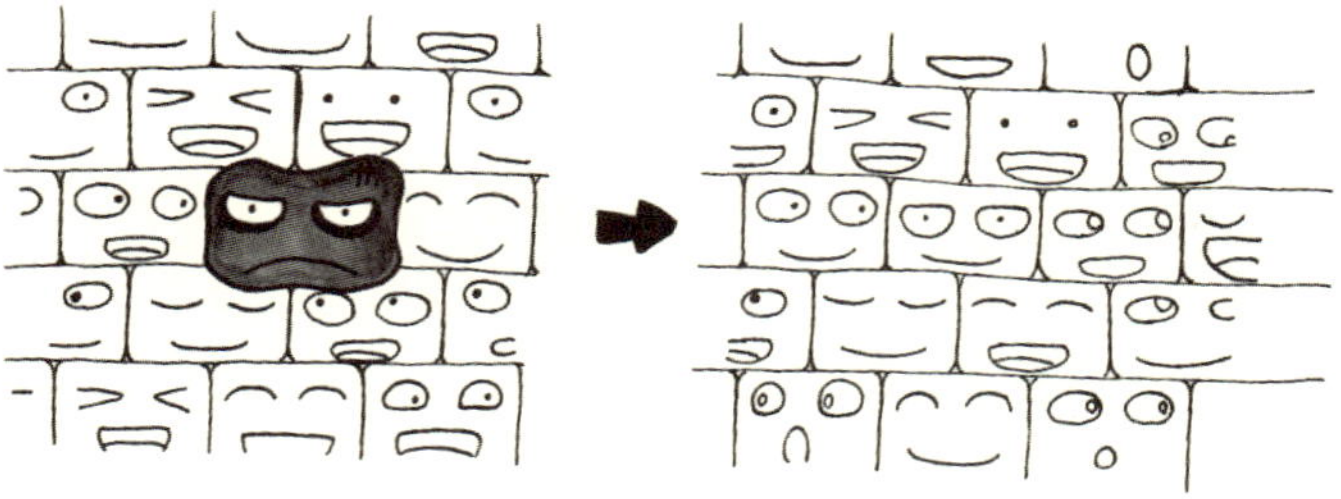

ガンも健康の場に置かれれば、正常細胞になる

いき、かつ環境に適応するだけの十分なエネルギーも得られるようになったので、正常細胞へと変化したのです。

さらに細胞ではなく、細胞を取り巻く〝場〟の変化が発ガンの鍵であることを再確認するために、次のような実験が行われました[62]。

ラットの乳腺細胞とその周囲の組織（間質）を分離して、それぞれに発ガン物質を作用させて、正常の乳腺細胞、間質と、発ガン物質を投与した乳腺組織、間質を混ぜ合わせました（組み合わせは二×二の四通りある）。その結果、乳腺細胞がガン化したのは、間質に発ガン物質を作用させた場合のみでした。

すなわち、正常乳腺細胞であろうが発ガン物質を作用させた乳腺細胞であろうが、発ガン物質を作用させた間質と混ぜ合わせた場合は、発ガンしたのです。その一方で、正常乳腺細胞であろうが発ガン物質を作用させた乳腺細胞であろうが、正常の間質と混ぜ合わせた場合は、乳腺細胞に発ガンは認められませんでした。

この結果から、発ガンの鍵は細胞そのものでなく、その周囲環境の場（間質）にあると考えざるを得ません。

ただし、これと同じ実験をマウスでやった場合は同じ結果が得られませんでした[63]。この矛盾した実験結果はラットとマウスの生体反応の違いや使用した発ガン物質の違いによるものではないかと推測されています。

しかし、もっと大きな視点でみると、このような一見矛盾したことが起こりえるのも、すべては場が「キャンサー・フィールド（ガンの場）」になっているかどうかだけにかかっているのです。

いくら発ガン物質で刺激しても、その〝場〟が回復可能で「キャンサー・フィールド（ガンの場）」になっていないのであれば、そこに正常細胞を入れてもガン化することはありません。逆に、発ガン物質を投与しなくても、「キャンサー・フィールド（ガンの場）」になっていれば、そこに入った正常細胞はガン化していくのです。

これを私は「ガンの場の理論」として提唱しています。

第3章

「還元ストレス」がすべての引き金

1 健康の場の細胞は酸性にキープされている

健康の場（ヘルスィネス・フィールド）の特徴は、環境に適応するために必要な資源を取り入れられること、およびその資源を元にエネルギー代謝が滞りなくスムーズに流れていることです。細胞レベルでみると、ミトコンドリアで電子の流れが最後の酸素に受け渡されるまでスムーズに流れていることです。

健康の場（ヘルスィネス・フィールド）では、エネルギーの源は糖（グルコース）あるいは果糖（フルクトース）です。このエネルギー源である糖、果糖が甲状腺ホルモンの助けをかりて酸素と完全燃焼して、最終的に多大なエネルギー（ＡＴＰという）と二酸化炭素（CO_2）および水が産出されます。

「糖の完全燃焼」で作り出される二酸化炭素（CO_2）は、特に健康の場を形成・維持さらには発展させていくには必須の物質です。二酸化炭素（CO_2）の生命場維持作用は、組織に酸素を届ける（ボーア効果という）、細胞内外のミネラルバランス、タンパ

［図１］糖の完全燃焼（糖・果糖の燃焼）

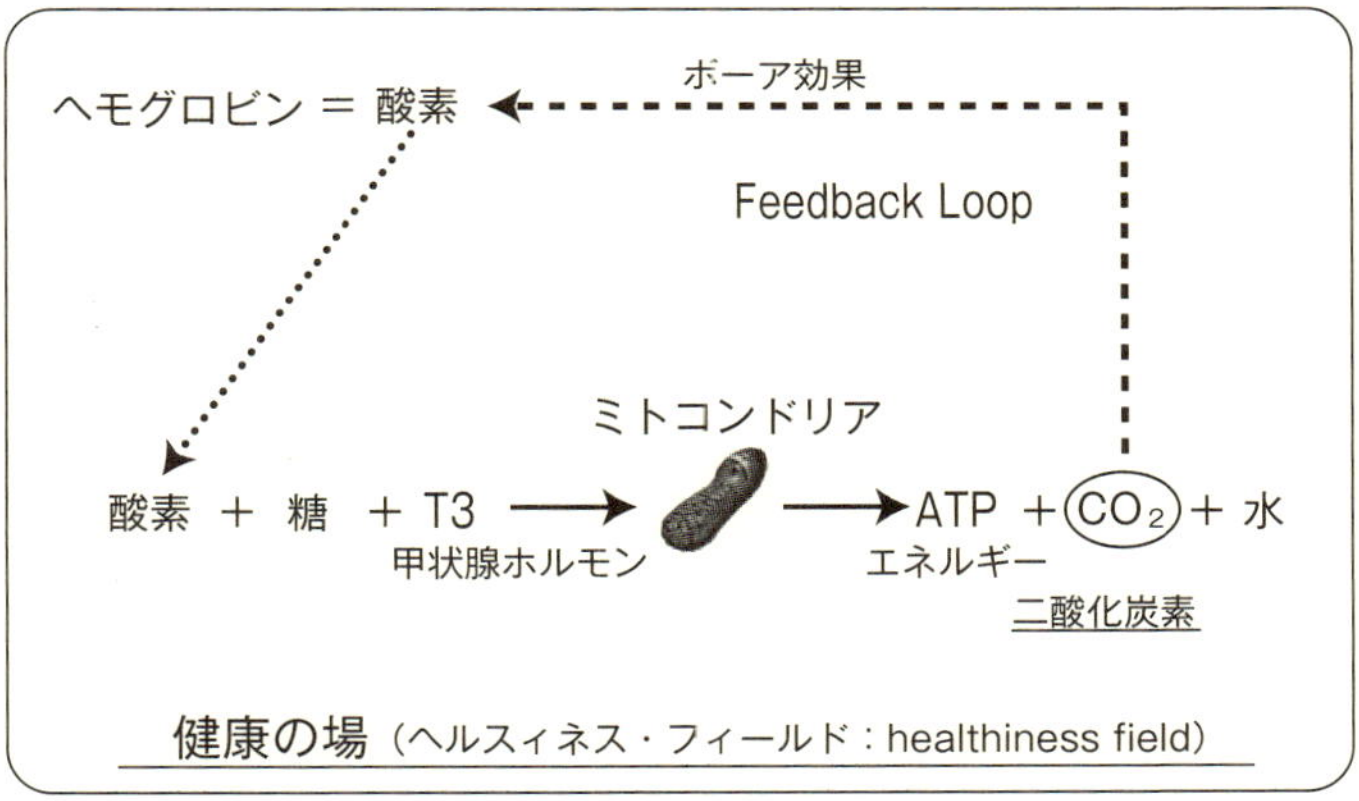

健康の場では、ミトコンドリアにおいて、糖（果糖）、酸素および甲状腺ホルモンを材料にして、多大なエネルギー（ATP）とミラクルホルモンである二酸化炭素（CO_2）を作り出す。糖の完全燃焼で産生される二酸化炭素の存在があって、はじめて肺呼吸で得られた酸素がミトコンドリアで使用できるようになる。CO_2が赤血球ヘモグロビンと結合している酸素を引き離してくれる（これを「ボーア」効果という）。CO_2がないと酸素はヘモグロビンと結合したまま各組織・細胞に行き届かない。

ク質のアルデヒド結合のブロック、鉄によるフリーラジカルズ産生抑制、リーキーガット（腸管漏出症候群）の防止、血管拡張作用など多岐にわたります[64][65][66][67]。

この中でもとりわけ重要なCO_2の働きは、細胞内を酸化状態にキープすることです。ミトコンドリアでの糖の完全燃焼で絶え間なく産生されるCO_2の一部は、細胞内で炭酸イオンと水素イオンに分離して細胞内を弱酸性にキープします（さらに炭酸イオンとなって、ナトリウムやカルシウムといった細胞が過剰に刺激を受けたときに細胞内に蓄積するアルカリイオンを細胞外へ汲み出してくれる）。

細胞内の酵素などの機能も弱酸性で働きます。また細胞内の水分も弱酸性の状態で秩序だって存在しています（これを〝分極した層状構造の水〟という意味でpolarized multilayer water［PM water］という）。

細胞内が弱酸性でキープされているのがいわゆる細胞の初期設定状態であり、健康のバロメーターなのです。健康の場では、何らかのストレスを受けてもそれに対処するエネルギーさえ確保できれば、受けたダメージを修復できます。

しかし、この初期設定状態が崩れると大変なことが起こります。

［図2］細胞内二酸化炭素で細胞内が弱酸性に

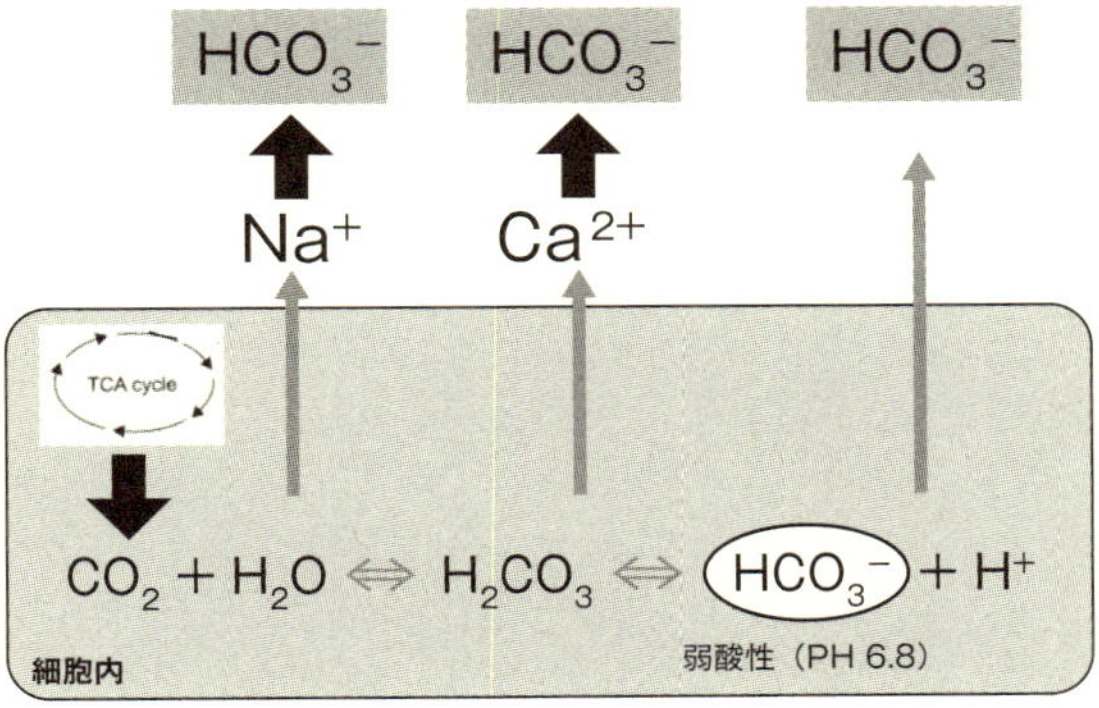

健康の場では、細胞内は弱酸性（血液は弱アルカリ性）になる。弱酸性が細胞の初期設定。ミトコンドリアでの糖（果糖）の完全燃焼によって産出されたミラクルホルモンである二酸化炭素（CO_2）が水素イオン（H^+）と炭酸イオン（HCO_3^-）に分離。この水素イオンが細胞内に残るため、細胞内は弱酸性になる。炭酸イオンは細胞内に過剰に蓄積したナトリウムイオン（Na^+）カルシウムイオン（Ca^{2+}）を電気的に引きつけながら、細胞外そして循環血液内に誘導する。そのため、血液内は弱アルカリ性になる。病気の場では、細胞内のCO_2濃度が低下するため、細胞内がアルカリ性に傾く。

2 病気の場は「還元ストレス」から

細胞は過剰なストレスを受けると、それに対処するために膨大なエネルギーを消費します。この状態が慢性化すると、次第にエネルギー源となる糖と酸素が欠乏してきます。酸欠の状態、あるいは酸素の細胞内利用がブロックされた場合（一酸化炭素中毒やシアン化合物中毒）、糖は不完全燃焼を起こし、乳酸に変換されます（これが「発酵」である）。糖は完全燃焼すると前述したように、二酸化炭素に変換されます。しかし、糖は不完全燃焼すると、エネルギー産生量が完全燃焼の七％程度しかなく、最終産物が乳酸になるのです。

低酸素状態では、細胞から低酸素因子（HIF1：hypoxia inducible factor 1）というストレスタンパク質が放出されます。このストレス物質は、糖が代謝されてミトコンドリア内に入る際に必要とされる酵素（ピルビン酸脱水素酵素：ＰＤＨ）をブロックすることで糖の不完全燃焼（＝乳酸の産生）が起こります[68][69]。

糖が消費されて乳酸となり細胞内に蓄積してくると、エネルギー源を求めて体のタン

[図3] 糖の不完全燃焼

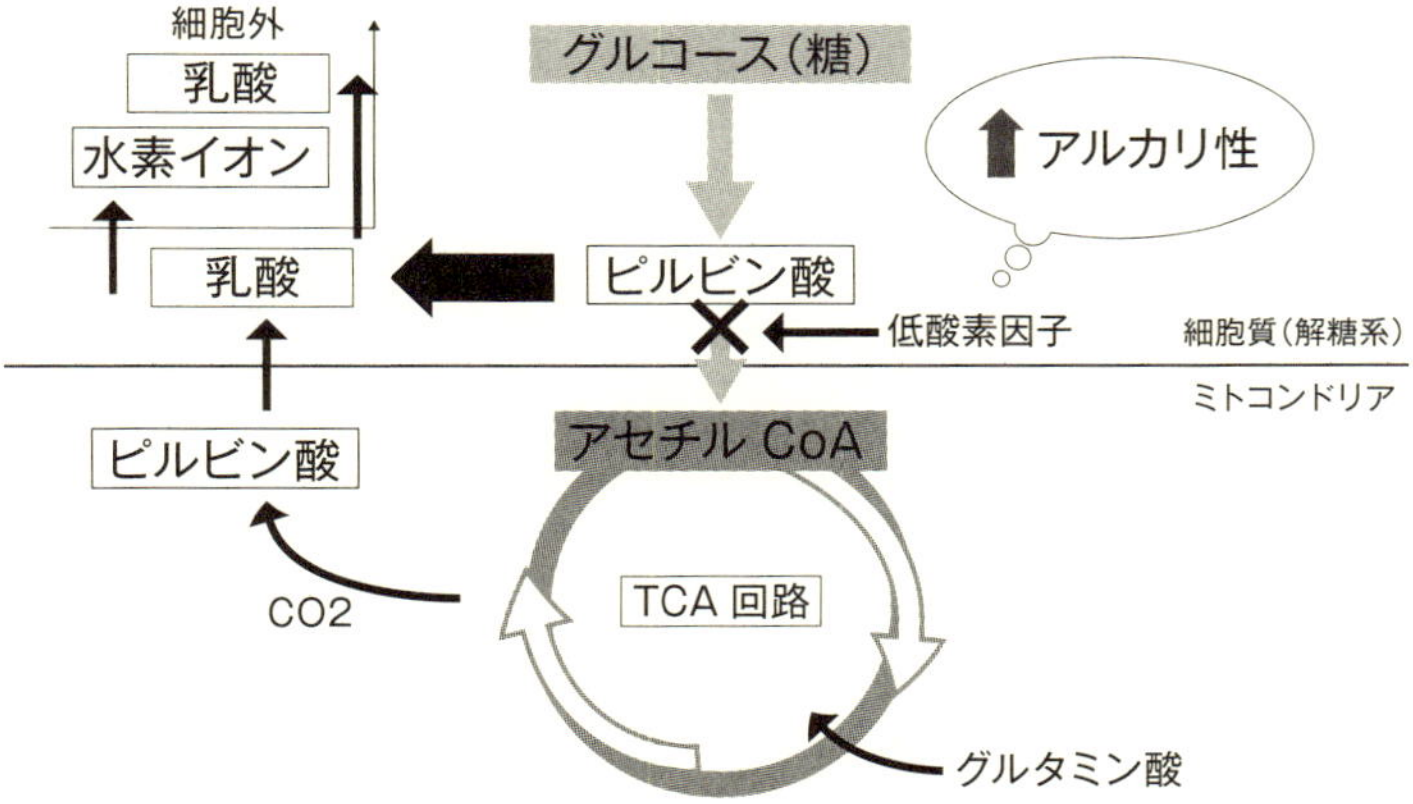

病気の場（シックネス・フィールド）の代謝である糖（果糖）の不完全燃焼では、ミトコンドリアに糖の代謝産物が入らず、乳酸となって細胞内に蓄積する。細胞内乳酸は濃度勾配にしたがって細胞外に排出される。この時に同時に細胞内水素イオン（H^+）も細胞外へ移動するため、細胞内はアルカリ性に傾く。特にプーファ（多価不飽和脂肪酸）、一酸化窒素（NO）や低酸素の状態では、糖は代謝されても不完全燃焼に終わる。そして乳酸という毒性物質を蓄積してシックネス・フィールドを強化する。

パク質が分解されます。そしてタンパク質が分解されたアミノ酸であるグルタミンがエネルギー源として利用されるようになります[70]。グルタミンも糖と同じく、代謝されて乳酸へと変化します。これを「グルタミノリシス（glutaminolysis）」といいます[71]。

このように、糖、酸素が不足した状態では、糖の不完全燃焼およびグルタミンの代謝によって、乳酸が大量に蓄積してきます。乳酸は細胞内に蓄積すると濃度勾配に従って細胞外に放出されます。このとき、同時に水素イオンを細胞内から引き連れていくため、細胞内はアルカリ性、還元状態になります[72]。

ガンの周囲環境に蓄積した乳酸は、生命場を維持していく中心となるゴミ掃除役の白血球（マクロファージ）の食作用やナチュラルキラー細胞（ＮＫ細胞）の働きをストップしてしまいます（これを一般的に自然免疫：innate immune と呼ぶ）[73][74][75][76][77][78]。また、乳酸はリポリシス（脂肪分解）を起こさせます[79]。それによって血液中に放出されたプーファ（オメガ3）は、食作用（＝生命場のゴミ掃除）を根本的に止めてしまいます[80]。これは「生命体の恒常性維持」（tissue homeostasis=morphostasis：モーフォスタシス）という基本設計を喪失してしまう最も重大な問題を引き起こします。

その一方で、乳酸は局所に炎症を加速させ、ガンを増殖するシグナルを放出させます[81][82]。また、後述する「還元ストレス」を引き起こすことで、ガン細胞に特徴的なグルタミンの利用（glutaminolysis：グルタミノリシス）を高めます[83]。

さらにガンの増殖に必要な血流を供給するために、新しく血管を造生します（血管新生：angiogenesisという）。乳酸は最も強力な血管増殖作用をもっています[84][85]。

乳酸は、生命場を維持するための掃除役を妨害する一方で、炎症を起こさせて生命場を乱すのですから、病気の場（シックネス・フィールド）を形成する主要なファクターなのです。しかも、細胞内をアルカリ性（還元状態）にします。

このように糖・果糖のエネルギー代謝障害（ミトコンドリアの酸素呼吸障害）によって細胞内に乳酸、ＮＡＤＨなどが蓄積し、最終的に細胞内が還元状態（アルカリ性）になることを「還元ストレス」といいます。

プーファ（オメガ３&６）や一酸化窒素（ＮＯ）などは、ミトコンドリアのエネルギー代謝（特に電子伝達系）を障害することで、細胞内に過剰に電子が渋滞して蓄積することで「還元ストレス」を引き起こします（詳しくは後述する）。

また鉄、水銀、ヒ素、カドミウムなどの重金属も、プーファや一酸化窒素と同じくミトコンドリアの電子伝達系をブロックして還元ストレスを引き起こします[86][87][88][89]。これはミトコンドリアの電子伝達系で必要とされる酵素にイオウ基（サルファーグループ）が多いため、イオウと親和性の高い重金属やアルデヒド（プーファの自動酸化で産生）が結合して酵素の働きをブロックするからです[90][91]。

細胞内は健康な状態では弱酸性で構造・機能が安定しています。細胞内がアルカリ性になることがストレスとなって、細胞は過剰に興奮状態になり、細胞の成熟から増殖へシフトしていきます。実際に増殖の盛んなガン細胞内は還元状態・アルカリ性になっています[92]。

ちなみに、一般的にストレスは細胞・臓器の成熟を犠牲にして増殖を加速させます。たとえば、オタマジャクシは池が干あがってくると、ストレスホルモン（CRH：corticotropin-releasing hormone）を大量に分泌します。これによって、速やかにカエルに変態します[93]。

過剰な成長促進は十分な臓器の熟成を犠牲にして行われるのです。したがって、成長

［図4］シックネス・サブスタンス（病気の場を形成する物質）がもたらす還元ストレス

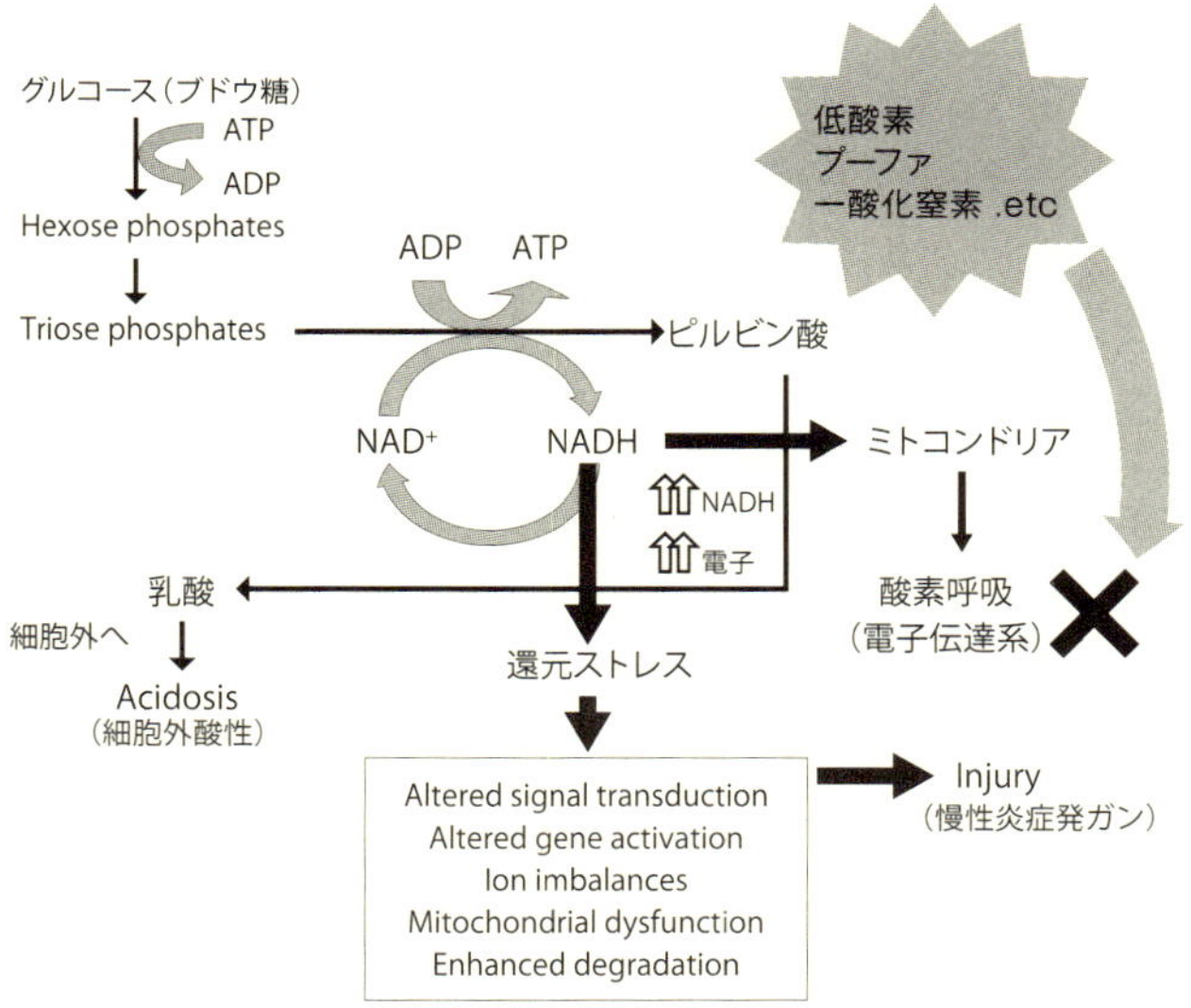

糖（果糖）のエネルギー代謝（糖からの電子のフロー）がプーファ（多価不飽和脂肪酸）、一酸化窒素（NO）、低酸素などでブロックされると、細胞内に電子（NADH）が蓄積する。細胞内はアルカリ性、還元状態になる。細胞内は弱酸性で設定されているため、この状態は強いストレスとなる。これを「還元ストレス」という。ガンなどの慢性病はすべて細胞内の電子（NADH）が過剰蓄積している。細胞内が還元状態になるとミトコンドリアのエネルギー産生だけでなく、タンパク質の機能・構造も含めた形態形成維持（morphostasis）が崩壊する。

が速い（早熟）人は、寿命が短いという事実[94]も当然なのです。十分なオタマジャクシの時期を経なかったカエルも短命に終わるでしょう。

ガンも過剰なストレスによる正常細胞の変態（metamorphosis：メタモホシス）ですから、正常細胞と比較すると短命に終わるはずです。ガン細胞は正常細胞よりも機能が成熟していない細胞なのです。

この細胞内の「還元ストレス」が契機となってキャンサー・フィールド（ガンの場）になる変化が連鎖的に起こります。

3 細胞内還元（アルカリ）状態で何が起こるのか？

健康の場では細胞内は弱酸性でセットされています。しかし、細胞内の環境がアルカリ性に変わることで、細胞は安静状態から急に興奮・分裂状態に入ります。実際に、細胞はアルカリ性になるとタンパク質や遺伝子（DNA）合成をアップし、分裂・増殖の周期に入っていきます[95][96]。

細胞内還元状態では、あの危険な重金属がフリーあるいはキレート体の状態で放たれます[97][98][99][100][101][102]。その重金属とは「鉄」です。

鉄は生体内でフリー（あるいはＡＤＰ－Ｆｅなどのキレート体でも）になると、還元物質（ビタミンＣなど）と反応して「ハイドロキシルラジカル」という最も危険な活性酸素（フリーラジカル）の産生を触媒します。（これをフェントン反応という。）

この危険を回避するために鉄はフェリチンというタンパク質と結合させて格納していますが、フェントン反応によって、フェリチンから遊離された鉄は還元物質（ビタミンＣやスーパーオキサイド）によって、還元酸化反応を繰り返す過程でハイドロキシルラジカル（•ＯＨ）を発生させるのです。

細胞内が還元状態（アルカリ性）になると、フェリチンからフリー（あるいはキレート態）の鉄が放出されます。フェリチンから遊離した鉄はフェントン反応によってハイドロキシルラジカルを放出し、これがプーファと反応してアルデヒド（過酸化脂質、RCCs : reactive carbonyl compounds）を発生させます[103][104]。

これがいわゆる「酸化ストレス」の正体です。酸化ストレスとは、プーファとハイドロキシルラジカルの脂質過酸化連鎖反応（触媒として酵素を必要としないので「自動酸化」という）で発生したアルデヒド（ＲＣＣｓ）が生命体にもたらすダメージのことを言います。細胞内を還元状態にする還元ストレスが酸化ストレス（アルデヒドによるエネルギー代謝障害）を引き起こすのです（本当は還元・酸化ストレスと分けることに意義はない）。

アルデヒド（ＲＣＣｓ）を産生する脂質過酸化反応というプーファの自動酸化は、還元状態で放出される鉄が必須です。実際に、鉄の利用をブロックする薬剤（デスフェラール）を投与すると、脂質過酸化反応を軽減することができます[105]。

また還元状態で遊離させる鉄によってトリプトファン・ハイドロキシレースという酵素が活性化します[106]。この酵素はトリプトファンというアミノ酸から猛毒のセロトニンという物質を作り出します。セロトニンはストレスホルモンの一種で組織の線維化、細胞増殖などに関わっています。

最近になって、セロトニンがガン形成の重要なファクターであることが相次いで報告されています[107][108][109]。現在、米国でもガンの治療薬として抗セロトニン薬が有望視されています（同じ製薬会社が一方では、セロトニンの脳内濃度をたかめる抗うつ剤を販売している）。

活性化された「低酸素誘導因子」（ＨＩＦ）がさらに他の物質を活性化させる

細胞内は弱酸性で通常の酵素などの働きがスムーズに行われていますが、これがアルカリ性になったとたんに、病気の場（シックネス・フィールド）からガンの場（キャンサー・フィールド）を作り上げる立役者たちが出揃います。

まずは還元状態（アルカリ化）で活性化される酵素のトップバッターは前述した「低酸素誘導因子（HIF：hypoxic inducible factor）」です。低酸素、低血糖がもたらす還元状態で活性化されます[110][111][112][113]。そして低酸素誘導因子（ＨＩＦ）自体がさらに細胞内を還元状態（アルカリ性）にします。

この低酸素誘導因子（ＨＩＦ）によって、以下の物質が活性化されます。

・アロマテース（aromatase）とエストロゲン受容体[114]
・サイクロオキシゲネース（COX 2：cyclooxygenase 2）[115]
・アンジオテンシン転換酵素（ACE：angiotensin converting enzyme）[116]
・炭酸脱水素酵素（carbonic anhydrase：→CO_2）[117]
・グルタミン神経興奮毒性[118]

［図5］ 細胞内が還元状態（低血糖、低酸素）で起こること

⇑ 低酸素誘導因子（HIF）

RNA Biol. 2017 Jul 3;14(7):938-951
Cancer Lett. 2005 Dec 8;230(1):122-33
Diab Vasc Dis Res. 2014 Jul;11(4):270-280
J Mol Cell Cardiol. 2002 Aug;34(8):1063-7

⬇

⇑ アロマテース（aromatase）＆エストロゲン受容体
Breast Cancer Res. 2013 Apr 8;15(2):R30
J Steroid Biochem Mol Biol. 2006 Jul; 100(1-3): 18-23

⇑ サイクロオキシゲネース（cyclooxygenase）
Sci Rep. 2015 Jun 12;5:10020

⇑ アンジオテンシン転換酵素（ACE）
Am J Physiol Lung Cell Mol Physiol. 2009 Oct;297(4):L631-40

⇑ 炭酸脱水素酵素（carbonic anhydrase：↓CO_2）
Cancer Med. 2017 Jan;6(1) 288-297

⇑ グルタミン神経興奮毒性
J Pathol. 2017 Feb;241(3):337-349.

⇑ グルタミンの異化（↑アンモニア）
Clin Oral Investig. 2017 Jan;21(1): 211-224

細胞内が低血糖（細胞外は高血糖）・低酸素などによって還元状態になると、低酸素因子（HIF）というタンパク質が強く発現する。HIFによって、様々な酵素が誘導される。その数例がアロマテース（エストロゲン産生）、サイクロオキシゲネース（炎症性エイコサノイド産生）、アンギオテンシン変換酵素（アルドステロン産生）、炭酸脱水素酵素（細胞内の二酸化炭素減少）である。タンパク質（グルタミン）の異化を促進し、毒性物質のアンモニアも蓄積する。神経毒であるグルタミンの作用も増強。

・グルタミンの異化（↓アンモニア）[119]

アロマテースとエストロゲン

まず「アロマテース（aromatase）」から見ていきましょう。「アロマテース」はエストロゲンを体内のあらゆる細胞内で産生する酵素です。「アロマテース」は全身をエストロゲン産生工場に変えてしまいます。

エストロゲンというと「女性ホルモン」というイメージが強いと思いますが、これは真実とはかけ離れています。男性もストレス（還元ストレス）がかかるとアロマテースが活性化され、全身の細胞内でエストロゲンが産生されます[120]。女性は卵巣でのエストロゲン産生量が多いため、更年期までは男性より量が多いというだけにすぎません。

エストロゲンは、強力なストレス物質であり、かつ強力な発ガン物質です。細胞レベルでみると、エストロゲンは細胞を興奮させて、細胞内に水を引き込みます[121]。前述したように、弱酸性でキープされている細胞内では水の構造は秩序があります（「PM water」という）が、エストロゲンが作用すると秩序のない水がバルク（塊：bulk）で入ってきます。これは細胞の水膨《みずぶく》れ＝細胞内浮腫を引き起こします。ガン細胞は細胞内の余分な水分で腫《は》れています。

家畜産業では、このエストロゲンの細胞内に水を引き込む作用に着目し、家畜の肉の重量を増やす目的で投与していました。細胞が水膨れすると、それはＳＯＳのサイン（極度のストレス）となります。そのサインで細胞は分裂・増殖していくのです[122]。

血管を裏打ちする細胞（血管内皮細胞）もエストロゲンでむくみます。そうすると、血液の通り道である血管の内径（血流があるところ）が狭くなるので、各臓器、組織、細胞への血流が低下します。その結果、過剰に刺激を受けているガン細胞などは、酸素・栄養ともに不足し、さらに乳酸が蓄積し、還元ストレスが悪化するという悪循環を招きます。

乳ガン、卵巣ガンでは、ガン細胞自体が大量のアロマテースを産生し、エストロゲンを増やして、そのエストロゲンの作用でさらに分裂・増殖（自己増殖）を加速していきます[123]。

また低酸素誘導因子（ＨＩＦ）によって細胞内のエストロゲン受容体が活性化されるので、エストロゲンの作用が増強します[124]。

サイクロオキシゲネース

そして何といっても病気の場（シックネス・フィールド）の中心はプーファ（オメガ3&6）です。このうちオメガ6系のプーファを代謝する酵素（cyclooxygenase：サイクロオキシゲネース）が低酸素誘導因子（ＨＩＦ）や還元状態で活性化します[125][126]。

この酵素が活性化すると、オメガ6系プーファのアラキドン酸からプロスタグランジン（prostaglandin：プロスタグランディン）、トロンボキサン（thromboxane：スロンボキサン）やヒドロキシエイコサテトラエン酸（HETEs：hydroxyeicosatetraenoic acids）という炎症性物質が放出されます[127][128]。

プロスタグランジンはさらにアロマテースを活性化してあらゆる細胞でエストロゲンの産生を促します[129]。

また、これらのプーファの代謝産物（総称して「エイコサノイド」と呼ぶ）は直接的にガンを増殖させる作用があります[130][131]。

プーファ（オメガ3&6）自体がミトコンドリアでの糖のエネルギー代謝をブロックして還元ストレスを引き起こす物質であり、かつ還元状態でエイコサノイドを放出してガンの場（キャンサー・フィールド）を作ります。まさにプーファは、病気の場（シックネス・フィールド）、ガンの場（キャンサー・フィールド）の中心的物質です。

アンジオテンシン転換酵素（ACE）

アンジオテンシン転換酵素（ＡＣＥ）の活性化は高血圧の原因とされ、現代医学ではこの酵素を阻害する医薬品が次々と開発されています。この酵素が低酸素誘導因子（ＨＩＦ）で活性化されるとストレス反応（ＨＰＡ系）が起き、特に「アルドステロン」という強力なストレスホルモンが産出されます[132]。アルドステロンはエストロゲン受容体に作用してガンの増殖・転移を促します[133][134]。

炭酸脱水素酵素

炭酸脱水素酵素（carbonic anhydrase）は、細胞内外の二酸化炭素（$\mathrm{CO_2}$）濃度を低下させて、還元状態（アルカリ化）をさらに促進する物質です。低酸素誘導因子（ＨＩＦ）で誘導されてガン細胞を増殖させる働きがあります[135]。

低酸素誘導因子（ＨＩＦ）は、さらに糖のエネルギー代謝をブロックし、グルタミンというアミノ酸を異化する反応を高めます[136]。

グルタミンというアミノ酸をエネルギー源とするのは、ガンの場（キャンサー・フィールド）の特徴ですが、その過程でアンモニアが大量に発生します。アンモニアは特に脳に対して毒性が強い物質ですが、過呼吸を誘発し、さらに二酸化炭素濃度を低下させて細胞の還元状態（アルカリ化）を高めてしまいます[137][138]。

還元状態で活性化する他のシックネス・サブスタンス

さて、健康の生命場では、前述したようにミトコンドリアで糖の完全燃焼が行われました。これには甲状腺ホルモンの作用が必要でした。細胞内還元状態では、この甲状腺ホルモンを分解する酵素（deiodinase：デイアイオディネース）が活性化します。そのため甲状腺ホルモンが働かず、還元状態では糖の完全燃焼が進みません（具体的には甲状腺ホルモンを分解して不活性化するデイアイオディネースⅢ型〈D３〉が低酸素状態で活性化する）[139]。

また、糖のエネルギー代謝の最終段階（ミトコンドリアの電子伝達系）で電子の流れをブロックする猛毒の一酸化窒素（ＮＯ）を産生する酵素（NOS：nitric oxide synthase）

も還元状態では活性化されます[140]。

一酸化窒素（NO）は酸素と反応して活性窒素種（RNS：reactive nitrogen species）というフリーラジカルズになり、ミトコンドリアにダメージを与えます。その主作用はミトコンドリアの呼吸酵素（サイトクロームオキシデース）に強く結合して酸素への電子の受け渡しを邪魔することです[141]。

これによってエネルギー（ATP）産生が阻害されて、細胞（細胞の周囲環境：間質も含む）の機能・構造が維持できなくなります。一酸化窒素（NO）と同じく、ミトコンドリアの呼吸酵素をブロックする致死性物質があの青酸カリの成分のシアン化合物や一酸化炭素（CO）です。これが、一酸化窒素（NO）が〝猛毒〟と言われる所以《ゆえん》です。

一酸化窒素（NO）がシアン化合物や一酸化炭素（CO）より質が悪いのは、ピルビン酸脱水素酵素（PDH）をブロックして、糖のエネルギー代謝をミトコンドリアの手前でもブロックすることです[142][143][144]。一酸化窒素（NO）は甲状腺ホルモンの合成もブロックしますので、糖の完全燃焼をさまざまな過程でブロックする正真正銘のシックネス・サブスタンス（sickness substance：病気の場の物質）です。

ちなみに、細胞内が還元状態（アルカリ性）になると、細胞内に蓄積している亜硝酸塩（nitrite）、硝酸塩（nitrate）が一酸化窒素（NO）に変換されます。化学肥料に含まれる硝酸塩の過剰な使用は、体内に蓄積すると恐ろしいことになるのです。

細胞の無秩序な増殖を触媒する酵素もオンになります。「アセチルトランスフェレース（acetyltransferase）」という酵素は、アルカリ性になると活性化し、特に細胞内のタンパク質のリジンというアミノ酸にアセチル基を付け加えることで、タンパク質の性質を変えてしまいます[145]。多くのガンでこのような細胞内タンパク質の変性が認められています[146]。

ここに挙げた還元ストレスで活性化される物質（シックネス・サブスタンス：「病気の場」の物質）は、ほんの一部にしかすぎません。

実際には、これらの物質はストレスホルモンであるコルチゾール、アドレナリン、アルドステロン、セロトニンやエンドトキシン（内毒素）などの炎症性物質などと相互に増強し合って、シックネス・フィールド（病気の場）を増強し、やがてキャンサー・フィールド（ガンの場）を作り上げていきます。

二〇一六年にはアルツハイマー病においても、初期は還元ストレスによる軽度認知障

[図6] 還元状態の細胞内で活性化する酵素
（シックネス・サブスタンス）

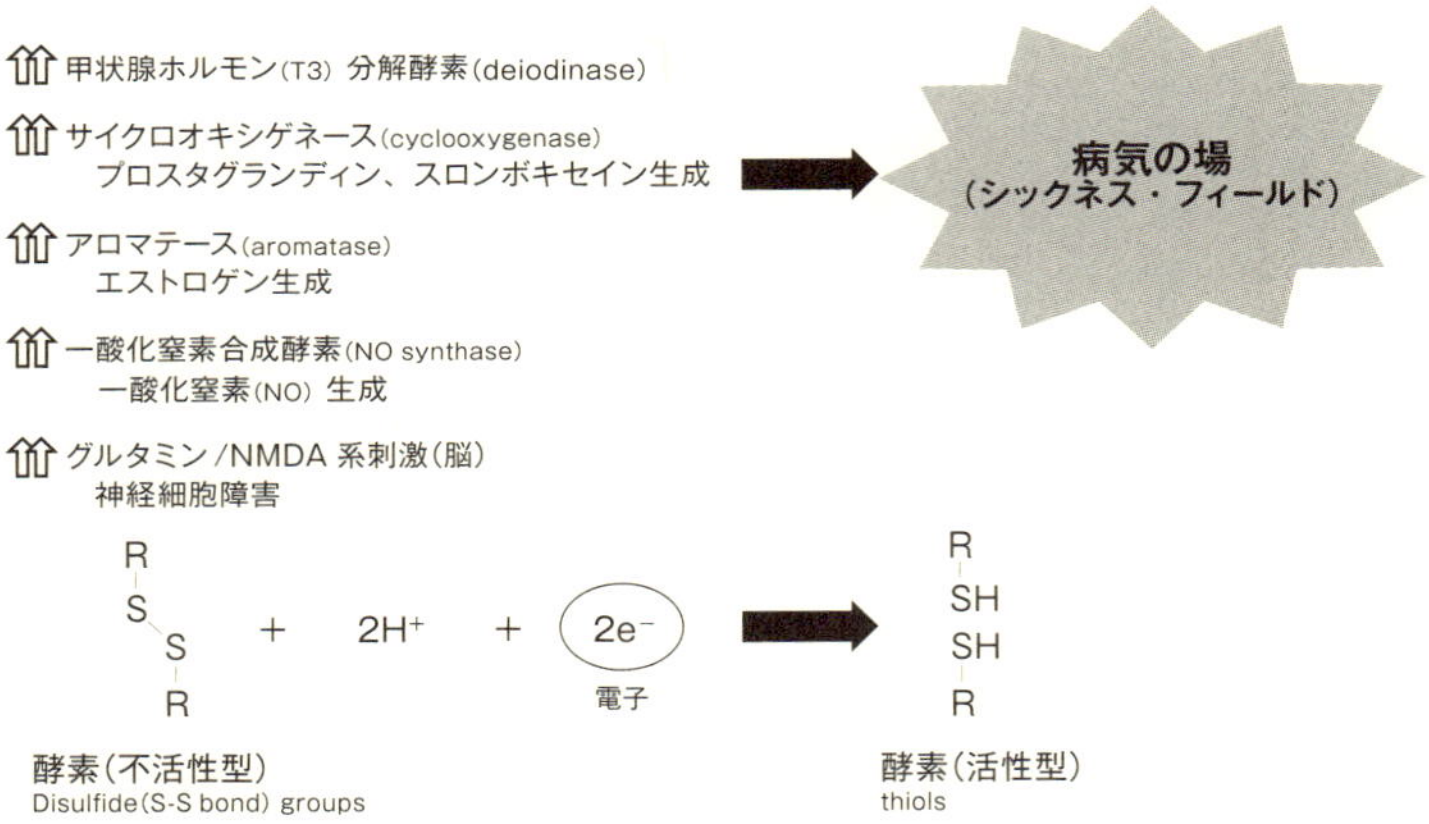

細胞内還元状態では、前述したアロマテースの他にも、甲状腺ホルモン分解酵素（活性型甲状腺ホルモンT3減少）、一酸化窒素合成酵素（NO産生）などの酵素が活性化することで、シックネス・サブスタンス（病気の場を作る物質）が出揃う。シックネス・フィールド（病気の場）は細胞内還元状態によって形成される。

害から始まり、病状が進行するにつれて、酸化ストレスによって重症の認知障害が起こることが報告されています[147]。

このように、ガンをはじめさまざまな慢性病は、糖のエネルギー代謝異常による「還元ストレス」(細胞内還元状態)から始まるのです[148][149]。

4 「バイスタンダー」効果をもたらす物質

放射線も細胞にとっては過剰な還元ストレス(放射線は直接、酸化ストレスにもなる)となる原因の一つです。体の一部に放射線をあてた場合に起こる変化として最初に注目されたのが、マクロファージやリンパ球といった免疫細胞でした。

これらの免疫細胞は放射線があたると、炎症性物質を放出します。炎症性物質の代表は、TNF-α(ティーエヌエフ・アルファ)、インターロイキン(interleukin:インタールーキン)といった物質です。これらの炎症性物質は、放射線があたっていない遠隔組織においても上昇しています[150]。

これらの炎症性物質の他にも炎症を引き起こす活性酸素種（&活性窒素種）、一酸化窒素（NO）、あるいはプーファ（PUFA：長鎖不飽和脂肪酸、オメガ3&6）の代謝産物であるプロスタグランジンなども、バイスタンダー効果をもたらす物質として同定されています[151][152]。

ガン細胞に放射線を照射すると、ガン細胞に老化現象をもたらすことができます。このときにも、ガン細胞への直接の放射線の影響ではなく、放射線をあてられたガン細胞から、プーファ（PUFA：長鎖不飽和脂肪酸、オメガ3&6）から形成されるアルデヒド（RCCs）が放出されることで、ガン全体に老化現象が起こることが分かっています[153]。

放射線による発ガンが高率に起こる病態にも、アルデヒド（RCCs）をデトックスする酵素が欠乏していることも報告されています[154]。

セロトニンというストレス物質もバイスタンダー効果をもたらす物質として報告されています。シャーレ（培養液+細胞）から放射線をあてた細胞を取り除いたあとの溶液に新しい細胞をいれると、バイスタンダー効果で新しい細胞にも放射線による障害が出ますが、このときにセロトニンをブロックする物質を入れるとバイスタンダー効果がなくなります[155]。

前述したように、このセロトニンも細胞内が還元状態（アルカリ性）になったときに、酵素（トリプトファン・ハイドロキシレース）が活性化されて産生される物質です。

放射線によるバイスタンダー効果をもたらす物質は、やはり細胞内に還元ストレスが働いて活性化する酵素からできるさまざまな炎症性物質・ホルモンと重なっています。このように放射線という還元ストレスを与えられた細胞からは、細胞内還元状態で活性化されたさまざまな炎症性・発ガン物質が放出されて、それが周囲の細胞、さらには血流に乗って遠隔の細胞まで影響を及ぼします。

細胞が過剰なストレスを受けた結果、細胞内が還元状態になると、生命場を乱すさまざまな因子が活性化されます。これらの因子の働き（作用）は共通しています。細胞に強度のストレスを与えて、「細胞の無秩序の増殖」を促すことです。

5　量子レベルでみた最も恐ろしい「還元ストレス」

おそらくガンを含めた慢性病の原因といえば、みなさんが連想されるのは「酸化ストレス」ではないでしょうか？

リンゴやプーファ（オメガ3＆6）が酸化して変色するように、体が酸化することがいけないと思い込んでおられるのではないでしょうか？

酸化ストレスとは、活性酸素・活性窒素種（フリーラジカルズ）が細胞のタンパク質、脂質、遺伝子（DNA）をランダムにアタックすることで、細胞の構造・機能にダメージを与えることです。そのために、さまざまな病気を発症するので、「酸化ストレスを減らすためには、日常的に野菜などの抗酸化物質の摂取が大切」という、まことしやかな話が流布されています。

これは生命場を維持していくエネルギー代謝の面からみるとまったく逆の発想です。生命場が乱れるのは、糖などのエネルギー代謝障害から「還元ストレス」になるからです。この還元ストレスが契機となって、酸化ストレスも引き起こしていくのです。

［図7］バイスタンダー効果

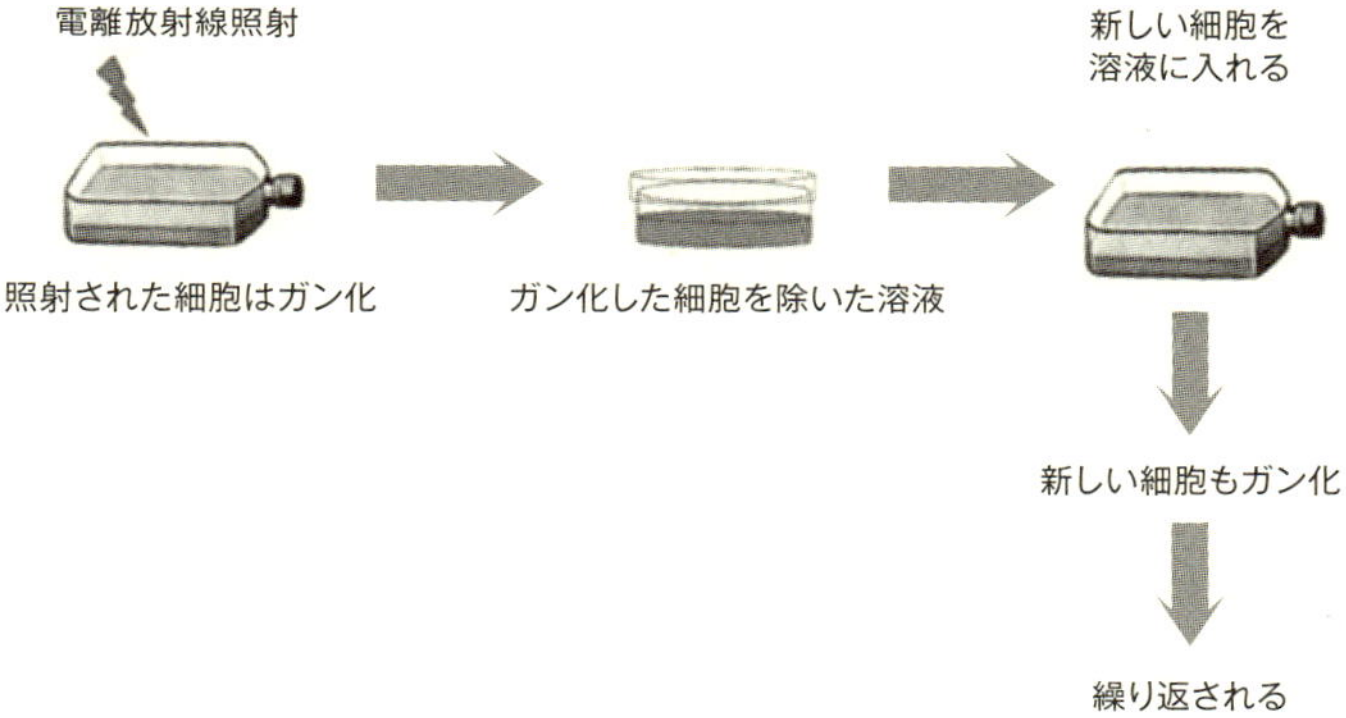

培養液に入れた細胞に電離放射線を照射すると細胞はガン化する。次にガン化した細胞をすべて取り除いたあとの培養液に新しい細胞を入れると、その新しい細胞は放射線があたっていないにも関わらずガン化する。このガン化した細胞を取り除いたあとの培養液に、さらに新しい細胞を入れてもガン化する。この現象をバイスタンダー効果とよぶ。バイスタンダー効果は何世代にもわたって繰り返される。

この病気の場の変化を電子のフロー（流れ）でみるとさらに理解が進みます。それを説明していきましょう。

量子レベルでみると、私たち生命体は糖質（グルコース、フルクトース）から、電子を引き抜いて、それをミトコンドリアで酸素に受け渡すという作業を行っています。この作業の間に、大量のエネルギー（ＡＴＰ）や二酸化炭素を産出することで生命場を維持することが可能になっています。

実は、エネルギー代謝だけでなく、外界の環境の変化（嗅覚、味覚、聴覚）、人体内での環境の変化（ホルモン、酵素反応）の感知・反応などの基本的な生命現象は、すべて電子（振動、波動）のやりとりが基本になっています（生体内の反応を従来の「鍵－鍵穴説（lock and key hypothesis）」ではとても説明できない）[156][157][158][159][160][161][162]。

さて、乳酸が蓄積すると糖の完全燃焼はブロックされますが、実は乳酸を産生する糖の不完全燃焼（発酵、解糖系）さえも乳酸によってブロックされてきます[163]。

あるいは、その先のミトコンドリアの電子伝達系という、最終的に電子が酸素に受け渡される部分で電子に渋滞が起こると、ミトコンドリアから電子が漏れ出します。

［図8］電子フローの渋滞

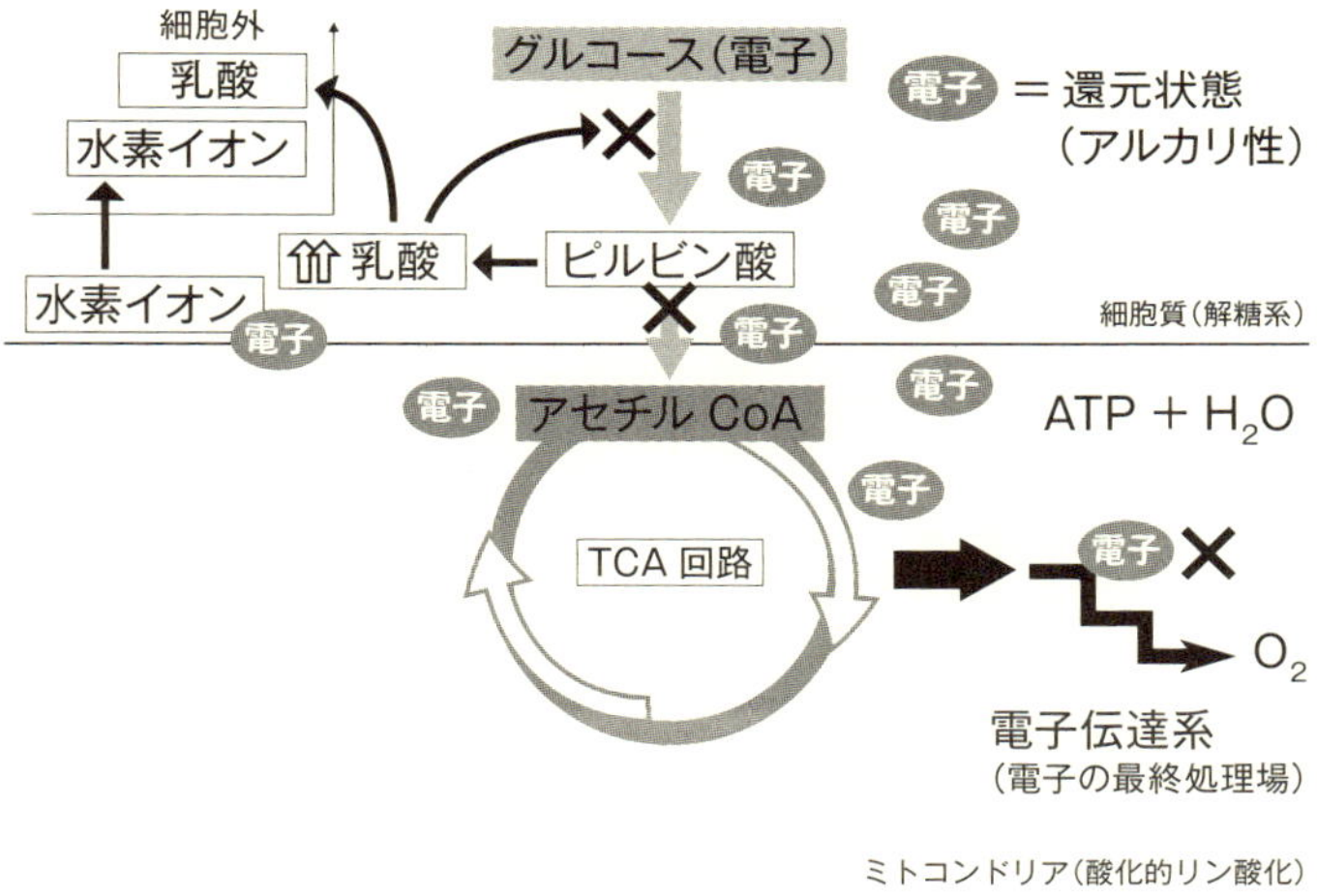

糖（果糖）のエネルギー代謝とは究極的には、糖（果糖）から電子を引き抜いて、ミトコンドリアで酸素に受け渡すまでの電子のフローである。生命現象はすべて電子のフローである。この電子のフローが滞ることによって、細胞内が還元状態（アルカリ性）になるだけでなく、ミトコンドリアから反応性の高いフリーの電子が酸素して活性酸素種（ROS）や活性窒素種（RON）を形成する。

すると糖質からの電子は行き場がなくなり、渋滞して細胞内に蓄積します。電子が細胞内に蓄積した状態を還元状態といい、細胞内はアルカリ性になります。

健康の場であれば、この電子は最終的に酸素が処理してくれます。しかし、ミトコンドリアで酸素への電子の受け渡しが遮断されている状態では、どこかに電子を預けないと漏電《ろうでん》してしまいます。

電子それ自体は非常に反応性の高い物質で、早く誰かと対《つい》［pair］になって安定したいと希求《ききゅう》しています。過剰に細胞内に蓄積した電子を処理するために、乳酸に変換するのですが、前述したように乳酸自体がこの変換（糖の不完全燃焼、発酵、解糖系）をブロックします。そうすると行き場のなくなった電子（漏電）は、次第に細胞内のさまざまな物質と反応します。

この漏電こそが還元ストレスから酸化ストレスへのスイッチの切り替えになります。

プーファで引き起こされる非アルコール性脂肪肝疾患（NAFLD：nonalcoholic fatty liver disease）では、ミトコンドリアの電子伝達系が阻害される一方で、ＴＣＡ回路の働きが亢進していることが報告されています[164][165][166][167]。

［図9］TCA回路までから電子伝達系に供給される電子の量

●ブドウ糖1分子
2 $FADH_2$ and 10 molecules of NADH: $FADH_2$/NADH ratio 0.2

●パルミチン酸1分子
15 $FADH_2$ and 31 molecules of NADH: $FADH_2$/NADH ratio ≈0.5

⬇

◆NADH とFADH2によるエレクトロンアクセプターの競合が起こる
→電子が停滞する（電子伝達系での渋滞）

◆$FADH_2$酸化反応が多いほどスーパーオキサイドが漏れ出る
（NADHおよび$FADH_2$は電子の運搬体）

Philos Trans R Soc Lond B Biol Sci. 2014 Jul 5; 369(1646): 20130446

私たちの細胞内の電子の運搬役にはNADH と$FADH_2$の２つがある。脂肪を燃焼すると、NADH と$FADH_2$による電子受容体（エレクトロンアクセプター）の競合が起こる（電子の運搬役は電子を受け取る物質〈電子受容体〉が必要）。それによって、電子が渋滞して漏出する（漏電）。その場所で酸素と反応して活性酸素（ROS）や活性窒素種（RON）が形成される。

ＴＣＡ回路という供給先から電子が増加する一方で、電子の受け取り側の電子伝達系がブロックされているのです。発電所からたくさん電気を送っているのに、家庭ではほとんど電気を使用しないような状態と同じです。これはまさに、電子の渋滞（そして漏電）を引き起こす「還元ストレス」の典型例です。

ちなみに「ＴＣＡ回路の働きが亢進している」とは、具体的にはＴＣＡ回路に入ってくる基質（代謝される物質）が多くなる状態を指します。この状態を引き起こすのは、専ら脂肪をエネルギー源（脂肪のβ酸化）とした場合（ケトーシス：ketosis）に起こります。

たとえば、一分子のパルミチン酸（飽和脂肪酸）という脂肪酸を燃焼させると、八つものアセチルCoAという基質ができます。その一方で、ブドウ糖一分子では二つのアセチルCoAができます。脂肪の方が圧倒的にＴＣＡ回路から電子伝達系へ供給する電子量が多いのです（だから脂肪は糖やアミノ酸より一グラムあたりのカロリーが二倍近く高い）。このためパルミチン酸という飽和脂肪酸を〝燃料〟としたときでさえ、電子の渋滞から漏電が起こりやすくなります[168]。

この脂肪がプーファであれば、電子伝達系をブロックするため、非アルコール性脂肪

[図10] 脂肪を燃焼させると電子伝達系で漏電する

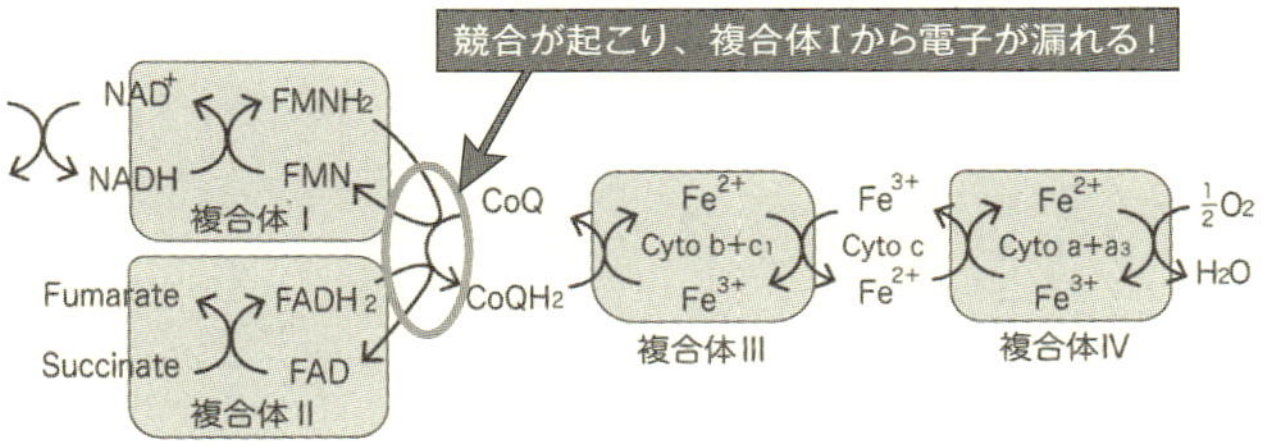

複合体 I：NADH 脱水素酵素(dehydrogenase)
複合体 II：コハク酸脱水素酵素(succinate dehydrogenase)
複合体 III：サイトクローム b/c1 (cytochrome b/c1)
複合体 IV：サイトクロームオキシデース(cytochrome oxidase)

燃焼する脂肪がプーファ（多価不飽和脂肪酸）だと
電子伝達系が機能しないので漏電が甚大になり発火する！

脂肪をエネルギー産生の燃料とすると、ミトコンドリアの電子伝達系（ETC）の複合体Iで電子が漏出する（NADHとFADH2による電子受容体の競合）。燃焼する脂肪がプーファ（多価不飽和脂肪酸）だと電子伝達系が機能しない（複合体IVのサイトクロームC酸化酵素のダメージ）ので、この競合で起こる漏電がさらに甚大になり発火する（プーファの自動酸化）。

肝疾患（NAFLD）と同じく、電子の渋滞から漏電が容易に起こります。そしてプーファの自動酸化という〝発火〟が起こるのです。

つまり、脂肪の燃焼は「還元ストレス」を引き起こすシックネス・メタボリズム（病的な代謝）のパターンということです。

それでは具体的に、漏電によって還元ストレスから酸化ストレスが生まれるメカニズムを、電子の側面で説明していきましょう。

漏電した電子と細胞内の鉄が反応して、最終的に細胞内の酵素を還元し、活性酸素種を放出させます[169][170]。フリーの鉄（タンパク質に結合していない鉄）や細胞内でキレート状態になっている鉄（Fe^{2+}－ADP, Fe^{2+}－クエン酸）は活性酸素・活性窒素種（フリーラジカルズ）を作る強力な触媒です。

細胞内にビタミンCのような還元物質が豊富にある場合も、同じく鉄と反応して、強力な活性酸素種（ハイドロキシルラジカル）を放出して、酸化ストレスに転換します[171]。

鉄が酸化・還元を繰り返すことで大量の活性酸素種を発生させますが、これは前述したように「フェントン反応」といいます。

[図11] フェントン反応

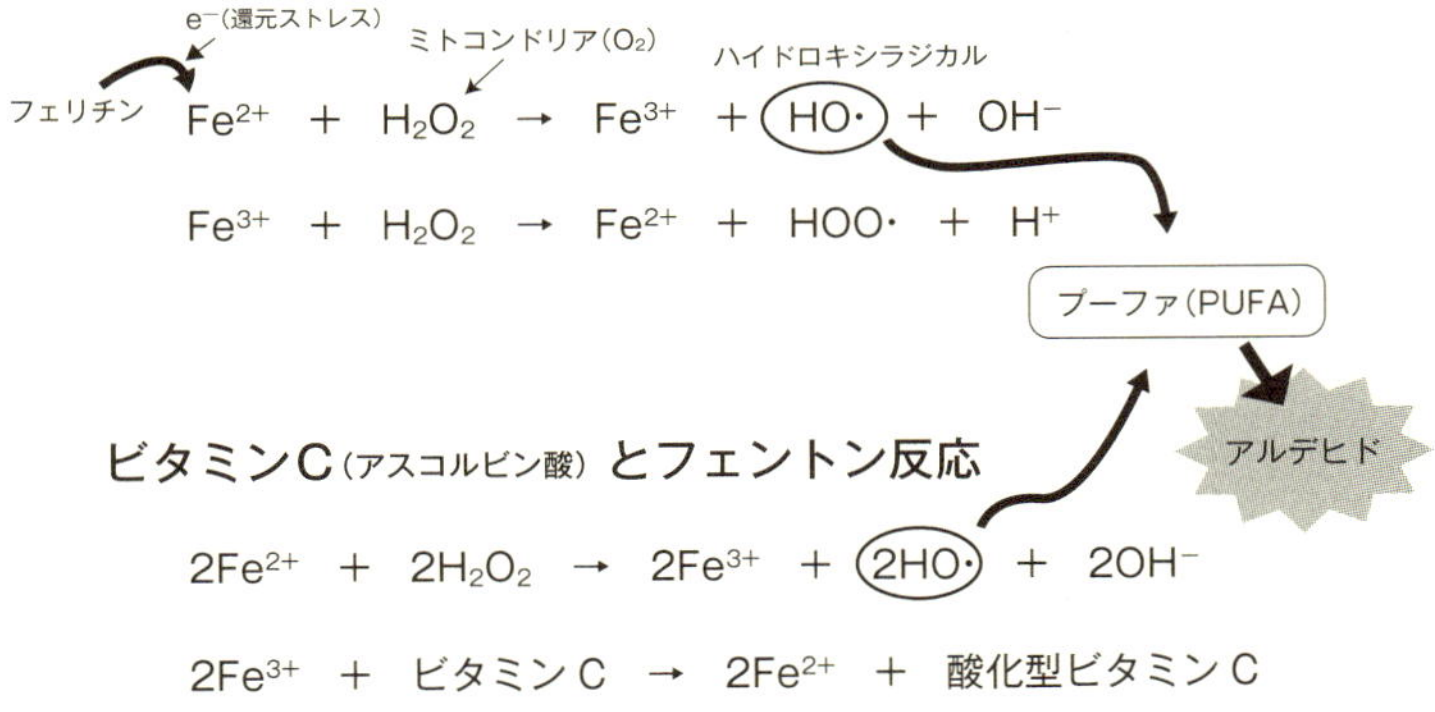

ミトコンドリアで電子の漏電が起こることで形成される過酸化水素は、体内にあるフリーの鉄(あるいはクエン酸鉄、ADP^-鉄など)と反応し、最も反応性の高いハイドロキシルラジカル(OH^-)を発生させる(これをフェントン反応という)。過酸化水素の代わりにビタミンCに代表される還元物質があれば(あるいは還元ストレスがあれば)、鉄と反応してハイドロキシルラジカル(OH^-)を発生させる。ハイドロキシルラジカル(OH^-)は、プーファの自動酸化の最初のトリガーになる。自動酸化が始まると、プーファが細胞内にある限り、猛毒のアルデヒドを産生し続ける。

還元物質が鉄と反応することで、「還元ストレス」から「酸化ストレス」へと変換されるのですが、このときに大量に発生する活性酸素・窒素種が細胞内のプーファ（オメガ３&６）と反応することで、猛毒のアルデヒド（RCCs：reactive carbonyl compounds）が発生します。

アルデヒドは、タンパク質、遺伝子（ＤＮＡ）に強く結合して機能・構造を変化させ、最終的にはエネルギー代謝を低下させるため、生命場は維持できなくなります[172]。

通常でもミトコンドリアでは活性酸素種・窒素種（ＲＯＳ・ＲＮＳ）といったフリーラジカルズが発生しています。このミトコンドリアから発生するフリーラジカルズは、細胞やミトコンドリアの増殖・分化、組織再生や生命場のクリーナップ（自然免疫ともよばれる）などに必須の物質です[173]。ただし、ミトコンドリアから漏れ出るフリーラジカルズ（電子と酸素が反応したもの）でも、近傍にプーファ（オメガ３&６）があればアルデヒド（ＲＣＣｓ）を形成します。

それよりも問題なのは、細胞内還元（アルカリ）状態で鉄との反応で強力なフリーラジカル（ハイドロキシルラジカル）が持続的に形成されることです。この反応性の高いフリーラジカルは、細胞内のプーファ（オメガ３&６）と反応し、アルデヒド（ＲＣＣ

[図12] すべての病気は「還元ストレス」から始まる

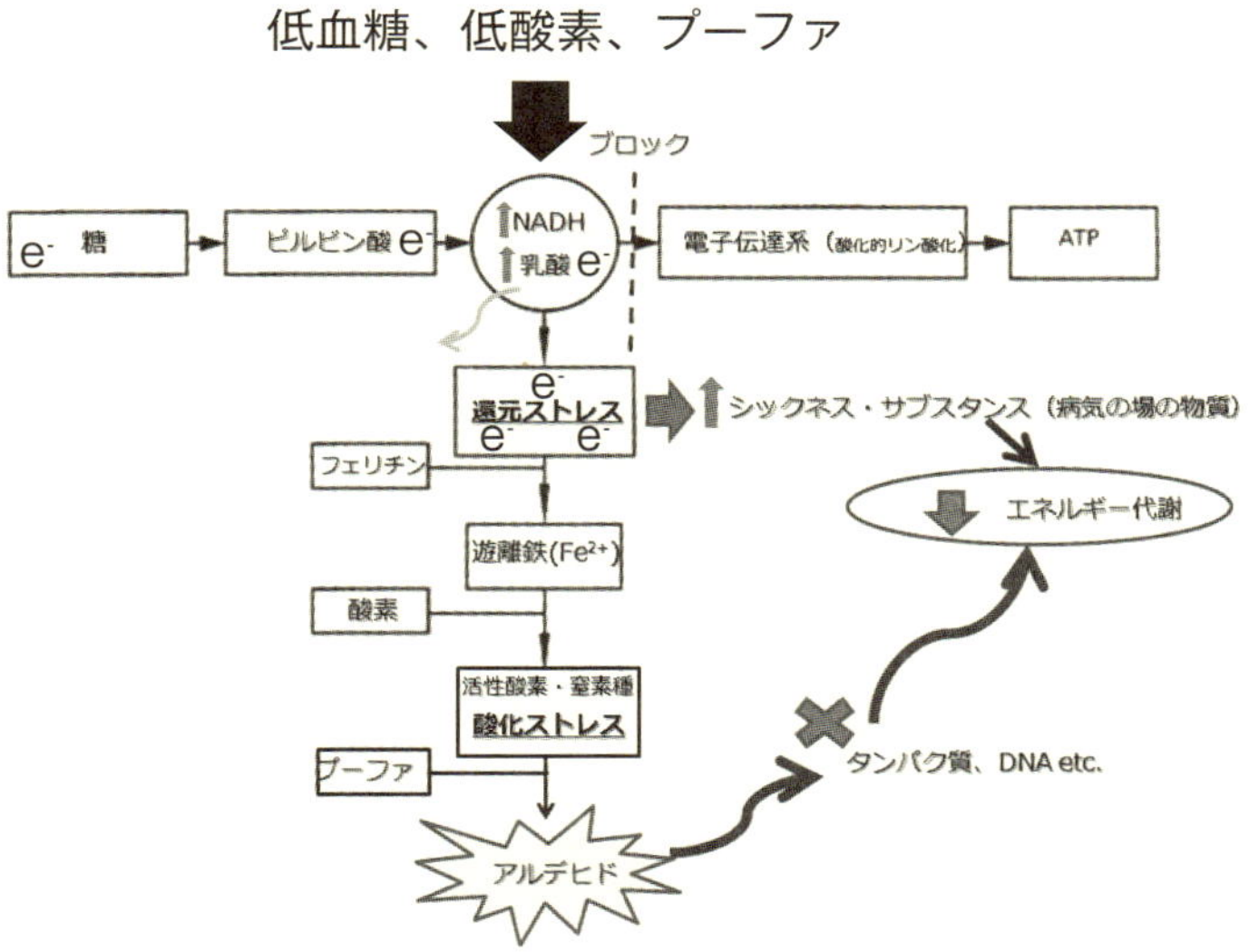

電子（NADH）が細胞内に蓄積する還元ストレスは、シックネス・サブスタンスを産生させるだけでなく、細胞内の鉄と反応してハイドロキシルラジカルを形成する。
細胞内プーファはハイドロキシルラジカルによって自動酸化が始まり、プーファがある限り大量のアルデヒドを発生させる。アルデヒドは遺伝子（DNA）、タンパク質、リン脂質などと結合して、その機能と構造を変性させる。
プーファ、低血糖、低酸素などによる還元ストレスこそがガンや慢性病の真の原因である。

s）を大量に発生させることが生命にとって危険な「酸化ストレス」を作ります。

このように、「酸化ストレス」というのは、ガンを含めた慢性病の原因ではなく、むしろ結果といえます。原因はあくまでも「還元ストレス」を与えるエネルギー代謝低下です。

そのため、酸化ストレスを軽減させるために行ったガンへのビタミンC、ビタミンA、ベータカロテンなどの抗酸化物質はまったく効果がないばかりか、むしろガンを増殖させる方に傾けるのです[174]。なぜなら、抗酸化物質の投与は還元物質なので、慢性病の原因である「還元ストレス」をさらに助長してしまうからです。

細胞は、元々酸化ストレスにしてはそれを打ち消す十分な備え（還元物質、NADPHやグルタチオンなど）を持っています（ガン細胞は特にこの備えが多い）。しかし、還元ストレスに対しては、酸素という強力な電子受容物質（electron acceptor）がないかぎり、細胞内の鉄などと反応して最終的にアルデヒドの危険にさらされます。

実は、二十世紀初頭から、細胞内に過剰の電子が蓄積する「還元ストレス」こそが、ガンの原因であるということは、ウイリアム・フレドリッヒ・コック（William Frederick

Koch）や、その研究を引き継いだアルバート・セント・ジョルジ（Albert Szent-Györgyi）らの先行する研究によって突き止められた事実でした[175]。

その当時、米国の連邦捜査局（ＦＢＩ）は、コック博士の還元ストレスを打ち消すガンの根本治療を止めさせるために二度も家宅捜査し、起訴までしました。この米国当局が後ろ盾になっている米国のメインストリーム医学界による執拗な嫌がらせによって同国を去らざるを得なくなったコック博士は、南米に移り住み、そこでガンの特効薬を開発しています。

さて、このように蓄積した電子は過剰な還元ストレスを細胞に与えるため、ガン細胞でさえも最終的にアルデヒド（ＲＣＣｓ）が発生する（＝酸化ストレス）とエネルギー代謝が邪魔されるので危険です。そのため、ガン細胞は過剰な電子を処理する方法を自前で持っています。それは、グルタミン酸の代謝と脂肪新生の「カップリング」です。

グルタミン酸が乳酸などに代謝されるときに、同時にNADP+（nicotinamide adenine dinucleotide phosphate：ニコチナマイド・アデニン・ダイヌークレオタイド・リン酸）という酸化物質に電子を与えるのです。NADP+は電子を与えられるとＮＡＤＰＨとい

[図13] 細胞内の過剰な電子は脂肪新生に使用される

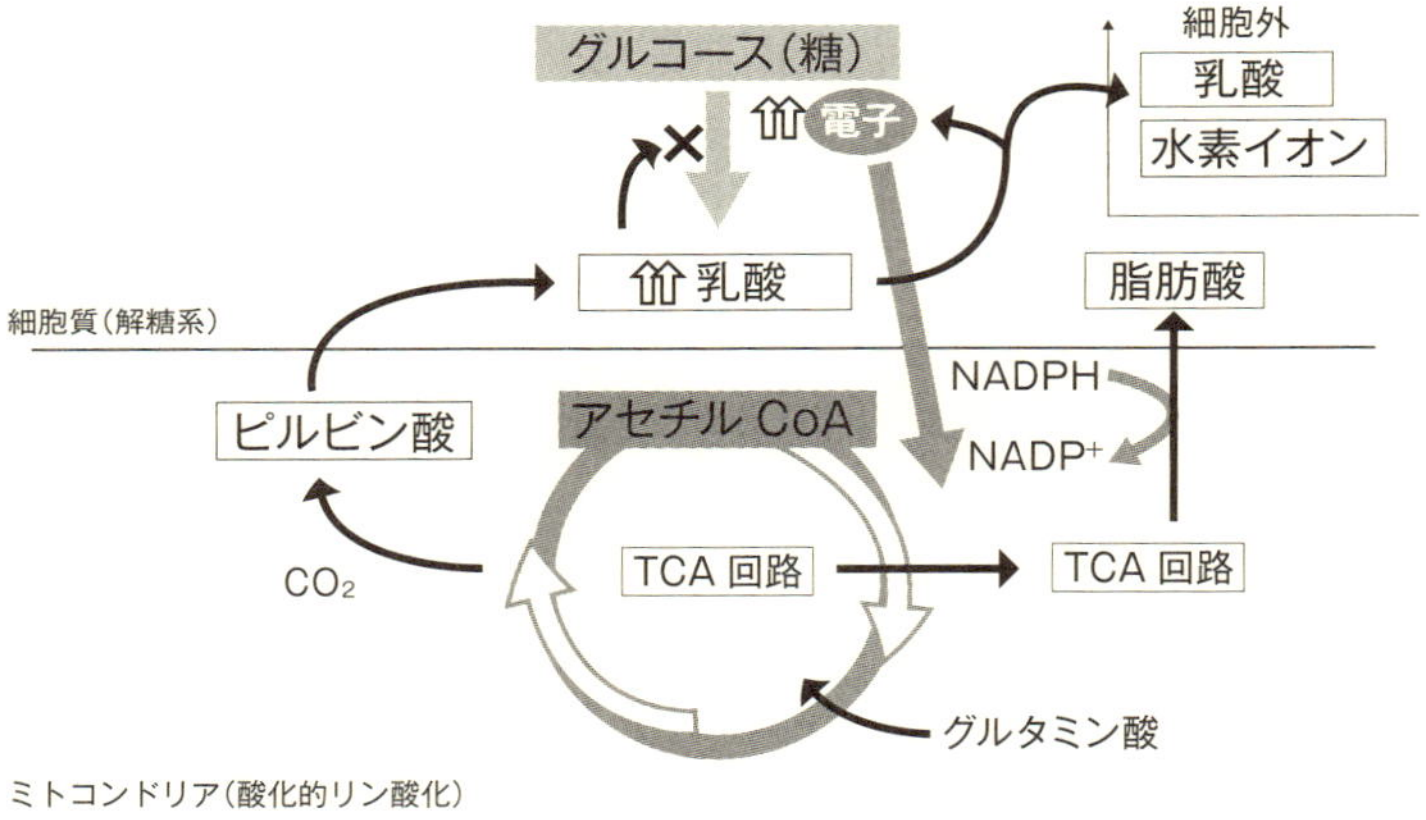

還元ストレスで細胞内に過剰に蓄積した電子（NADPHという電子運搬体）は脂肪新生に使用される（ペントース・リン酸経路）。ガン細胞では脂肪新生が盛んである。

う還元物質になります。

そして、このＮＡＤＰＨは脂肪新生に使用されます[176][177][178]。ガン細胞の脂肪新生によるエネルギー備蓄は、資源が乏しい環境においてガンの増殖（あるいは転移）に必要不可欠です。

このようにガン細胞では、乳酸や脂肪酸を合成することで電子を処理しているのです。つまり、ガン細胞は過剰な電子が蓄積しないように注意深く処理しながら、しかも脂肪というエネルギーを貯蓄するという一石二鳥の戦略をもっているのです。

6 「還元ストレス」を強化する「エンドトキシン」（内毒素）

エンドトキシン（内毒素）は、腸内微生物の中でも大腸菌のようなグラム陰性菌の細胞壁成分です。本来はこのようなバクテリアが自分の身を守るために内蔵している毒素成分です。種子の胚の周囲に毒が仕込まれているのとまったく同じです。私たちの血液中にも腸、口腔内、肺、尿生殖路から移行したエンドトキシンがある一定数存在しています[179][180]。

高脂肪食やストレスがかかると、血液中にエンドトキシンが高濃度になることが分かっています[181]。これによって慢性的に全身の炎症が持続する慢性炎症の状態になります。もちろん、急激にエンドトキシン濃度が高まるとショック（エンドトキシン・ショック、敗血性ショック）になり、命を落とします。

一八〇〇年代後半に、米国の今で言う整形外科医（当時はbone surgeryと言った）のウィリアム・コリーは、末期ガンの患者が高熱を出すと腫瘍が縮小する現象を発見しました。彼はこの観察から、バクテリアの毒素をミックス（コリーの毒素という）して腫瘍の周辺に注射するという実験を行います。そうすると発熱に伴って腫瘍が縮小したという症例があったのです[182]。

しかし、その後、このコリーの実験は再現性がないばかりか、高熱を出してむしろ状態が悪化する（死期を早める）という結果が出たため、彼の治療法（思い込み）は顧みられなくなりました[183]。

後になって、このコリーの毒素こそがエンドトキシン（内毒素）であり、腫瘍が小さくなった症例があったのは、エンドトキシンによって産生される「腫瘍壊死因子アルファ（ＴＮＦ－α）」であることが判明しました[184]。

このコリーの毒素であるエンドトキシンがガンのリスクを減少させるという疫学的データが最近になって出ています[185]が、その反対の疫学的データもあり、エンドトキシンのガンに対する効果は疫学的にはまだ定まっていません[186]。

しかし、後述するようにエンドトキシンによって産生されるのは、ＴＮＦ－α以外にもたくさんの炎症性物質があるため、コリーの毒素がガンを縮小させるという現象の再現性がなかったのは当然の結果といえるでしょう。

最近になってエンドトキシンが免疫細胞、脂肪細胞、血管内皮細胞などのToll様受容体4（TLR4：Toll-like receptor4）に結合して、炎症キャスケード（cascade：次々に連鎖する反応）をオンにするメカニズムが相次いで解明されてきています[187][188][189]。

エンドトキシン自体が免疫細胞（マクロファージ）などで、プーファの代謝を促進し、プロスタグランディンＥ２（ＰＧＥ２）などの炎症性物質（エイコサノイド）の産生を高めます[190]。

エンドトキシンは、Toll様受容体4（TLR4）と結合して、各種の炎症を起こすと同時に免疫を抑制します。具体的には制御性T細胞（細胞障害性T細胞の働きを抑える）を増殖させることを通じてガンの成長を促します[191][192][193]。

また、ガン細胞自体にToll様受容体4（TLR4）があり、エンドトキシンがこれに結合することでガンの増殖がオンになります[194][195]。

このようなエンドトキシンの直接のガン促進作用だけなく、還元ストレスを直接・間接的に引き起こすことでキャンサー・フィールド（ガンの場）を強化します。

エンドトキシンはミトコンドリアにダメージを与えて直接に還元ストレスをもたらします[196]。一酸化窒素（NO）の産生やリポリシス（脂肪分解）を促進して遊離脂肪酸（FFA）の濃度を高めることでも還元ストレスを助長します[197][198]。

エンドトキシンはリポリシスを起こして脂肪を燃料としてエネルギーにする（あるいは糖の過剰発酵＝不完全燃焼）というシックネス・メタボリズム（病気の場の代謝）へと傾斜させるのです。

またエンドトキシンはダイレクトにアロマテースを活性化することで、エストロゲン濃度を高めます[199]。さらにエンドトキシンによって肝臓のエストロゲン、プーファのデトックス（グルクロン酸抱合）がブロックされることで、還元ストレスで出揃うシックネス・サブスタンスの効果が延長します[200]。エンドトキシンがガンを増殖させるセロトニンの濃度を高めることも分かっています[201][202]。

このように、主に腸内で増殖したグラム陰性菌あるいはそのエンドトキシンの血液内濃度が高くなることは、プーファと同じく還元ストレスを引き起こし、発ガンを促進します。全身を循環する血液中には直接エンドトキシンが増加しなくても、グラム陰性菌が増殖（実際に人の血液中１ml中には一千個のバクテリアが存在している）すれば、鉄の存在下で容易に血液中にエンドトキシンを産生し始めます。

近年になって、ガンを含めた慢性病の根本原因がプーファ、鉄、エンドトキシンであることがかなり解明されてきています[203]。

第4章

ガンの場の理論

1　健康の場の細胞は〝成長・増殖〟が初期設定！

現代医学でまだ根強い〝遺伝子が病気の原因である〟という体細胞突然変異説（SMT）は、そもそも細胞の初期状態が「休止した平衡状態（equilibrium）」（分裂しない休眠状態：quiescent）を前提としています。したがって、成長・分裂・増殖するのは〝異常〟ととらえます[204]。

この考えは、ある物理法則から導かれています。それを「熱力学の第二法則（The second law of thermodynamics）」といいます。

熱力学の第二法則は、「閉じられたシステムではエントロピー（entropy）が維持されるか、増大して崩壊していく。そしてそれは後戻りしない」というものです。

エントロピーとは、エネルギーの拡散、無秩序化という意味です。エントロピーが拡大すると無秩序化（disorganize）し、エントロピーが縮小すると秩序化（organize）するのです。

エントロピーの維持は、「遺伝子変異説」にあてはめると、細胞は分裂しないで休眠しているという初期設定をさします。

しかし、細胞は分裂しないで休眠・静止しているという初期設定は、努力なしでは達成できないようです。

よく一般書で間違った説が出ていますが、それは「生命体はエントロピーが拡大して崩壊しないように、自ら先回りしてエントロピーを拡大して動的平衡を保っている」というものです。

自然崩壊の運命の先回りをしてエントロピーを拡大するというのは、自分の細胞を分解するオートファジー（autophagy）やアポトーシス（apoptosis）のことを指していると思います。休止状態を維持するにも、自然崩壊していく運命の先回りをして自分の細胞を分解するという涙ぐましい努力をしているということです。

しかも、閉じられたシステムでは、平衡状態に達したときには、すべての反応が終了します。インプットとアウトプットがない状態で、これがまさに休眠状態です。

しかし、このような生命観はそもそも根本的に間違っています。なぜなら、生命体

（細胞）は、オープンシステムだからです。

生命とは、個体（細胞）と周囲の環境物質や、エネルギーや情報とのやりとりといった相互関係で成立するものであり、決して独立して閉じられたシステムではありません。常に外界からのインプットと自らのアウトプットが連綿と続いています。

したがって、生命体にはそもそも閉じたシステムの法則である熱力学の第二法則自体が適用されないのです。

では、オープンシステムの生命体（細胞）の初期設定とは何でしょうか？

私たちの体の構造や機能を担うエネルギー代謝は、外界の温度、湿度、栄養、酸素や二酸化炭素の量などさまざまな刺激、要素にさらされています。この環境の刺激に対して、構造・機能を維持するためには、膨大な量のエネルギーを必要とします[205][206]。

膨大なエネルギーを得るためには、常にたくさんの栄養や情報が必要で、排泄物（熱も含む）も継続して放出しないといけません。このような環境に開かれたオープンシステムでは、環境に適応すべく継続的にエネルギー代謝を高めることで結果的にエントロピー（無秩序さ、乱雑さ）が抑えられて機能・構造を維持しているのです。

[図14] 生命はオープンシステム

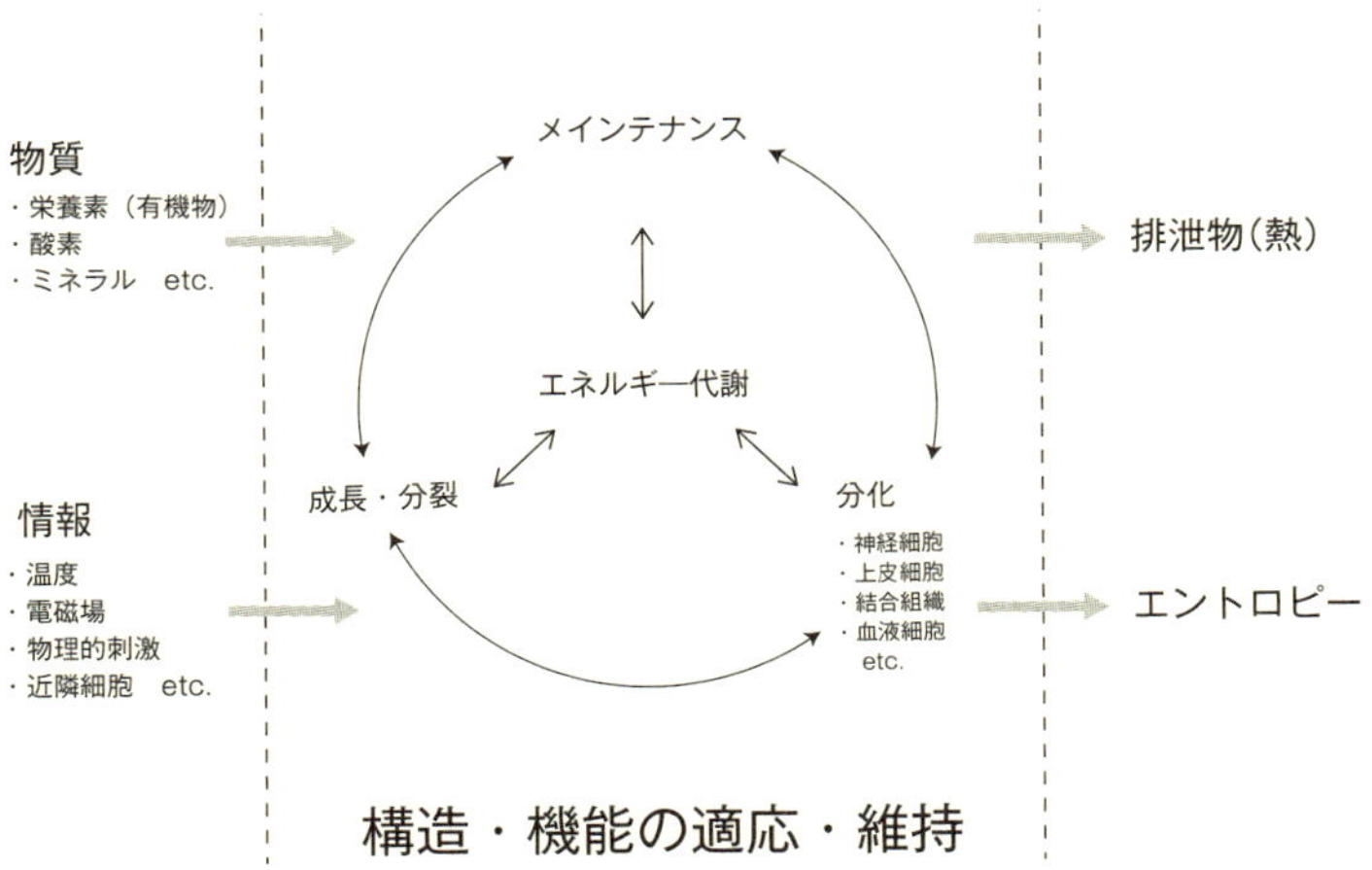

生命体は閉じられたシステムではなく外界に開けたオープン・システムである。したがって、閉じられたシステムで通用する熱力学の法則（特に第二法則のエントロピーの増大）はあてはまらない。栄養や酸素などの物質だけでなく、目に見えないエネルギー（情報や温度など）を吸収し、エネルギー代謝を回すことで熱やエントロピー（無秩序さ、乱雑さ）を放出する。エネルギー代謝が回っている限り、生命体の構造・機能は安定かつ発展する。エネルギー代謝を高めることが進化である

［図15］エネルギー代謝が細胞の機能・構造を環境に適応させる

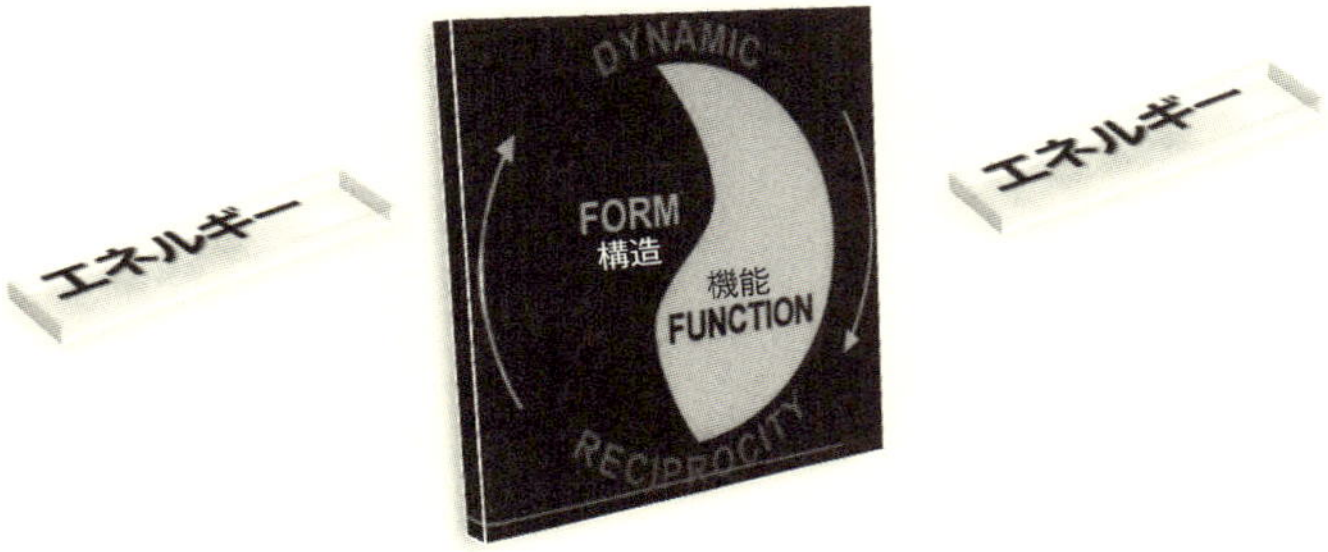

生命体の構造と機能は相互依存関係にある。構造が安定してはじめて機能し、機能があってはじめて構造が安定する。この相互依存関係を成立させるのは、糖（果糖）のエネルギー代謝である。

生命体は、エネルギー代謝を高めることで、より高等で秩序だった機能や構造が得られます。これが次世代に引き継がれていきます。本当の〝進化（evolution）〟とは、このことを指すのです。私たちの細胞は、閉じられた系での「動的平衡」をはるかに超える高い秩序でダイナミックにエネルギー代謝しているのです。

つまり、オープンシステムの細胞の初期設定は、休眠状態（熱力学の平衡状態）どころか、インプット・アウトプットを常にフローさせることでエネルギー代謝を高め、成長・増殖していくことなのです。

それではガンの増殖は進化なのでしょうか？

2 ガンの成長・分裂の仕方には秩序がない

もし、細胞が環境に適応するための構造・機能を維持していくのに要するエネルギーが、制限されているとするとどうなるでしょうか？

細胞の構造が壊れ、機能も失われていくため、細胞内は無秩序（エントロピーの増大）になり最終的に細胞死を迎えます。

エネルギーが制限された状態で何とか死を免《まぬか》れて、生き残った細胞、それがガン細胞なのです。したがって、ガン細胞では死滅する細胞ほど細胞内の秩序の崩壊は免《まぬか》れていますが、環境に合わせて成長・発展していく正常細胞のような高い秩序（機能・構造）はありません。

ガン細胞は、いわば秩序が乱れた状態（エントロピーが比較的高い）でなんとか生存していけるだけの秩序を保ちながら分裂を繰り返している細胞なのです。したがって、成長・分裂の仕方に正常細胞のような秩序がありません。これがガン細胞は分裂・増殖がコントロール不能となった細胞といわれる所以《ゆえん》です。

そしてガン細胞に変態すると、後述するように脂肪を主たるエネルギー源にします。これは非常にエネルギー効率が悪い（活性酸素種・アルデヒド結合変性組織などのゴミが大量に発生する）と同時に熱としてエネルギーを発散させてしまいます。実際にガン細胞では熱の産生と放出が高まっています[207]。

オープンシステムの細胞の初期設定が成長・増殖であれば、自分の細胞であるガン細

[図16] 糖（果糖）のエネルギー代謝とエントロピーの関係

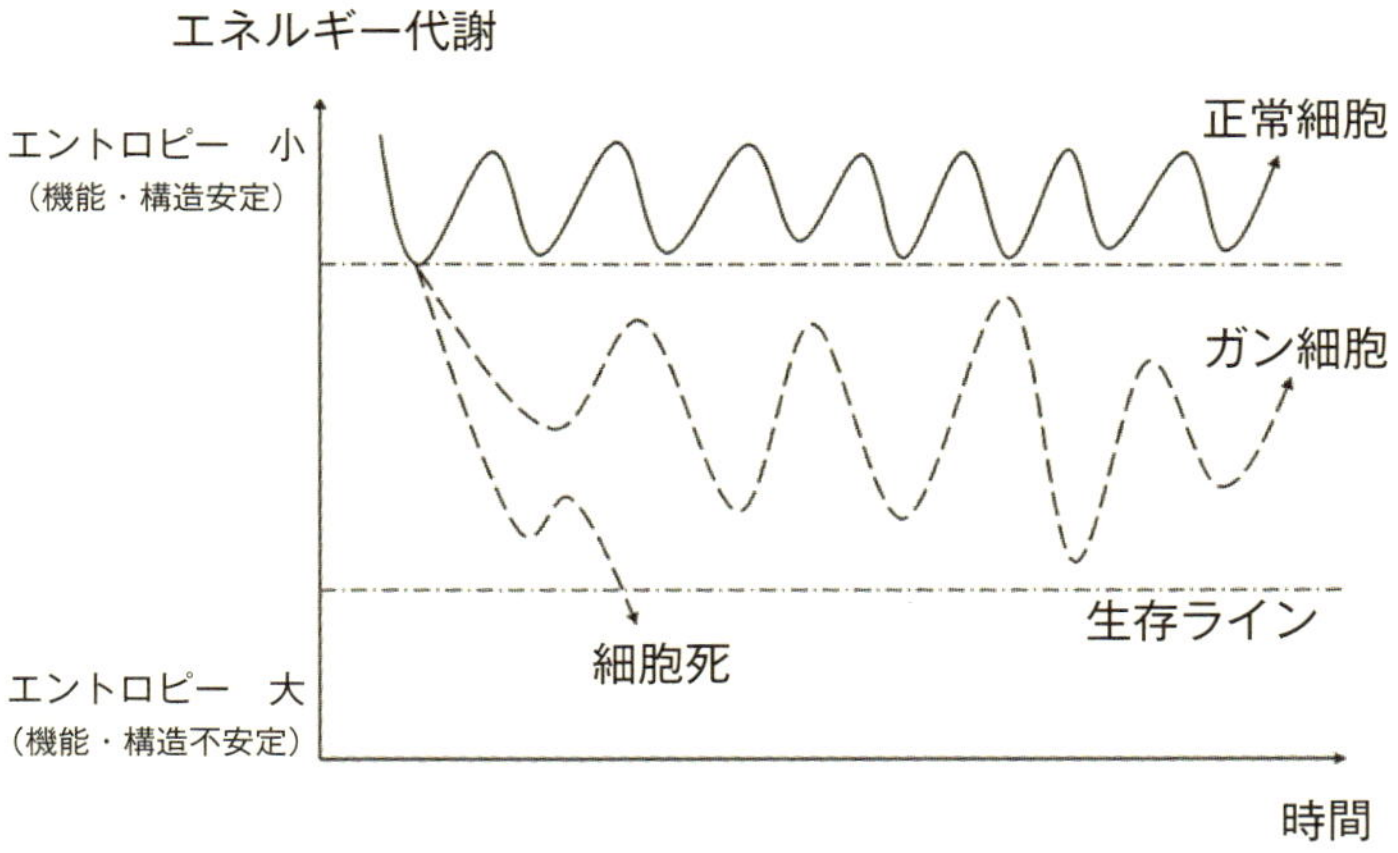

エネルギー代謝が高いほどエントロピー（無秩序、乱雑さ）は小さくなり、構造・機能が安定する。正常細胞はエネルギー代謝が高いため、エントロピーは小さくなる。細胞のエネルギー代謝が低下すると、エントロピーが大きくなり、細胞は崩壊・死滅する。このエントロピー増大による死滅をなんとか免れてサバイバルした細胞がガン細胞である。ガン細胞は正常細胞のような糖（果糖）のエネルギー代謝が高くはないが、細胞が死滅しないレベルのエネルギー代謝（糖の不完全燃焼、脂肪・アミノ酸の燃焼）でなんとかエントロピーの上昇を食い止めている。正常細胞もガン細胞も同じ自分の細胞である。

胞の初期設定も成長・増殖ですが、その秩序に違いがあるということです。

3 ガンは過程（process）であり、実体はない！

さらに言うと、ガン組織はあたかも何かそこにガンという「実体（entity）」があるように受けとられますが、それは〝幻（illusion）〟です。実際は細胞が限られたエネルギー量で生きながらえている〝過程（process）〟を見ているに過ぎません。

生命体が受精卵から多細胞になり、さまざまな組織・器官へと発達をとげる生命場を専門用語で、「形態形成場（morphogenetic field：モーフォジェネティック・フィールド）」といいます。

「形態形成場」でエネルギーが十分供給できる場が「健康の場（ヘルスィネス・フィールド）」で、エネルギー供給が十分でない場が「病気の場（シックネス・フィールド）」です。

ガンが組織形成過程における異常（無秩序の成長・増殖）であることは、奇形種(teratoma）という腫瘍に端的に表れています。奇形種は、毛髪、歯、骨、脳組織、眼球組織など完全に分化（成長）した組織で無秩序に混成された腫瘍です。「胎児内胎児（fetus in fetus)」という珍しい奇形種まであります。これは、胎児の組織を構成する手、足、体幹などで混成された奇形種が、胎児の体内に発生することをいいます。組織を秩序に従って配置するだけのエネルギーがなかったことが原因です。

通常のガンと奇形種の違いは、このように分化（成長）した組織ではなく、未分化《みぶんか》な細胞（幹細胞《かんさいぼう》に近い）が無秩序に組織形成されているという点だけです。

健康な場であれば、たとえ細胞がダメージを受けたとしても、それを修復するか、修復不可能な場合は細胞が自発的に消失（アポトーシス：apoptosis）し、綺麗に掃除されます（これを食作用［ファゴサイトーシス：phagocytosis］という）。そして新たな細胞（幹細胞）が補充されて組織が再構築されます。

キャンサー・フィールド（ガンの場）の場合は、細胞のダメージを修復するエネルギー量が不足しているためにさらに無秩序に分裂・増殖を繰り返すことになります。ダメージを受けた細胞を補充しようとして、新たにリクルートされた細胞も適切な指示が出ないために無秩序に成長・分裂するしかありません。

これでは組織再構築どころか、さらに構造・機能が変質していきます。あくまでも、ガンは無秩序に増殖を繰り返すことで、その構造・機能が変質していく過程（process）を見ているのに過ぎません。そのため、「ガンはいつまでも治らない傷」「ガンは組織形成異常」と優れた先駆者たちから提言されているのです[208][209][210]。

ガン細胞は細胞内が水分でむくんでいます。水疱瘡や蕁麻疹《じんましん》もガンと同じく炎症によって、細胞がむくんで皮膚に塊（膨疹《ぼうしん》）ができます。

蕁麻疹の皮膚の出来物を〝異物〟ととらえて、外科的に切除することはありません。なぜなら、それは皮膚の細胞が炎症で腫れている〝過程〟であり、異物ではないことを知っているからです。

ガン細胞も同じく、組織形成〝過程〟であり、ガンを外科的に切除することは、蕁麻疹を切除することとまったく同じです。蕁麻疹を切除するという治療ほどナンセンスなことはありません。ガンの組織異常過程を外から眺めると、あたかも何か異物ができているように見えるだけで、それは幻（illusion）にすぎません。

ガン細胞は、限られたエネルギー量でなんとか生きながらえているだけですから、正常細胞の構造・機能には遥《はる》かに及びません。ガン細胞は正常の胎児細胞の増殖速度にはかないませんし、他の組織に侵入していくのも白血球（マクロファージ）にはかないません。ガン細胞は、実体のある独立した悪い細胞がウイルスやバクテリアのように増殖しているわけではなく、分裂・増殖の仕方に秩序がない〝正常細胞〟と考えるべきなのです。

したがって、ガンという異物のような実体（entity）が独立して存在しているわけではありませんし、その〝幻〟に対して攻撃するという発想は根本的に間違っています。

4　ガン細胞は感染する！——生命場での相互コミュニケーション

放射線を受けてガン化した細胞の残した場（病気の場）に存在したセロトニンなどの物質によって、正常細胞（遠隔組織も含む）もガン化していく現象をバイスタンダー効果と呼びました。

二〇一五年に正常細胞（上皮細胞）とガン細胞を試験管で混ぜて培養した実験が報告されました。その結果、正常細胞が見事にガン化したのです[211]。

ガン細胞があたかもウイルスやバクテリアのように正常細胞に感染したのです。しかし、ウイルスのようにガン細胞が正常細胞内に入り込んだりして、遺伝子変異を起こさせたのではありません。ガン細胞からガン化させる物質が放出され、正常細胞の〝場〟を乱したからです。

このときにガン細胞がさまざまな発ガン・炎症性物質を放出していることが同定されましたが、私の目を引いたのが細胞間のコミュニケーション（連絡）を断つある物質でした。

健康な場の細胞にとって、細胞間のコミュニケーションは最重要部分です。

生命場で起こった変化は、一つの細胞からすぐさま近隣の細胞へと情報が伝達されます。このときに情報の受け渡しを担っているのが細胞間の「接着分子」といわれる物質です。もしある細胞に修復できない異常があった場合は、その接着分子を溶かしてその異常細胞だけを切り離して処理します（アンドッキング&アポトーシス：undocking & apoptosis）。

生命場では、こうして細胞間の接着分子を介して脳の指令がなくとも全体に影響が及ばないようにいつも注意深く自己監視（セルフ　サーベイランス：self-surveillance）しています。

実際にクロロフォルムやジクロロベンゼンなどの物質は、細胞間のもう一つの重要な連絡路であるギャップ結合（gap junction）を破壊することで発ガンさせることが報告されています[212]。このギャップ結合（gap junction）で細胞同士が連結されていることが、生命場（形態形成場）で細胞が〝自己〟という認識を作り出していると提唱されているくらいです[213][214]。

相互コミュニケーションは細胞間だけではありません。

異物を皮下に埋め込んでガンを作るＦＢＣ（foreign body carcinogenesis）実験をご紹介しましたが、この異物を細かく砕いて皮下に埋め込んだり、異物にある一定の大きさの穴をあけたりすると発ガンしなくなります。しかし、異物の穴の径を小さくするとガンができます[215][216][217][218]。

これらの実験が示すことは、異物そのものが発ガン物質なのではなく、細胞間あるいは細胞−組織間の連絡を断たれたことが発ガンの原因であるということです。細胞間あるいは細胞−組織間のコミュニケーションが断たれることは、生命場の組織形成・維持にとって致命的（自己の崩壊）であるため、発ガンあるいは細胞死に直結するのです。

今回の実験では、その生命場にとって不可欠な接着分子の「E−カドヘリン」という物質を溶かす酵素（MMP−9）がガン細胞から放出されていました。

一般に正常細胞を体から取り出して、シャーレ（ペトリ皿）上で培養すると自然にガン化していきます。これも、細胞が体内にあったときの周囲との相互コミュニケーションがシャーレ上ではなくなったからです[219][220][221]。

正常細胞は相互コミュニケーションという自己監視機能が完全に失われ、生命場を維持するための手がかりをなくしてしまった結果、ガン細胞へと変化せざるを得なくなったのです。

生命場（形態形成場：morphogenetic field）を維持するのに、細胞間の、あるいは細胞と周囲組織との相互コミュニケーションは最重要ファクターであることを、この実験結果が示しています。もちろん、このような相互コミュニケーションを成立させているのも十分なエネルギーがあってのことです。

5 生命場は神経の働きも重要
――副交感神経はシックネス・フィールドで働く！

生命場の組織形成では、神経の働きも欠かせません。組織形成の過程で神経が分布しないと、組織再生ができません[222]。ダメージを受けた部分の再生ができないと細胞が無秩序に増殖し、やがてガンへと発展します。

マウスの乳ガンは、カプサイシン（唐辛子の主成分）で感覚神経を遮断すると、心臓や肺に転移しやすくなることが知られています[223]。神経も細胞と密接にコミュニケーションをとりながら、生命場の組織形成に重要な役割を果たしているのです。

そして特にキャンサー・フィールド（ガンの場）に関係しているのは、自律神経の副交感神経です。

自律神経には交感神経と副交感神経があり、前者が興奮（闘いか逃避か）、後者がリラックスの働きがあるとされています。リラックスすることが良いという思い込みから、「副交感神経を刺激しましょう」というとんでもないデマが流布しています。

これを文字通りに受け取るととんでもない間違いを犯します。副交感神経は筋肉をリラックスさせる働きがありますが、ショック状態やガンなどのシックネス・フィールド（病気の場）で働く神経です。

副交感神経が刺激を受けると、猛毒の一酸化窒素（NO）、セロトニン、ヒスタミンなどのシックネス・サブスタンス（病気の場の物質）が放出されます[224][225][226][227]。したがって、副交感神経を刺激するとガンの進行・転移を促進します[228]。反対に副交感神経を遮断すると、ガンの増殖が抑えられます[229][230]。あるいは交感神経を刺激することでもガンの増殖を抑えることができます[231]。ヨガ行者にガンが多いという話を聞いたことがありますが、副交感神経優位に傾いていることがその一因になっている可能性があります。

生命場においては、自律神経ではむしろ交感神経優位の方がよいのです。問題は過剰に自律神経が交感・副交感にと大きく振れることです。興奮しすぎてもいけませんし、リラックスしすぎてもいけません。ちょうど、筋肉が興奮して硬くなっても（交感神経）、リラックスしすぎても（副交感神経）、どちらも体が動けなくなるのと同様、自律神経は過剰に刺激しない方がよいのです。

6「ガンの場の理論」

「組織形成場の理論（TOFT：tissue organization field theory）」は、従来の遺伝子変異説（SMT：somatic mutation theory）の矛盾を説明してくれる新しいパラダイムですが、細胞の周囲の環境（間質）のダメージに焦点を絞りすぎています。

「ガンの場の理論」では細胞とその周囲の環境をひっくるめて〝場（生命場）〟と捉え直すことから始まります。そしてそれぞれを分離するのではなく、あくまでも細胞と周囲環境との相互作用がキャンサー・フィールド（ガンの場）を作ると考えます。

そしてその相互作用を決定づけるのが「エネルギー代謝」です。この視点が今までの理論にはない新しい統一理論としての「ガンの場の理論」の支柱となります。

なんらかのストレスで細胞（周囲環境の細胞も含める）のエネルギー代謝が低下すると、それは生命場全体に影響が及びます。

生命場（形態形成場：morphogenetic field）を決定する「エネルギー代謝」に影響を与える因子は、栄養（糖、タンパク質、脂質）、ミネラル、酸素など以外にも、

・機械的刺激（mechanical force）
・生体電気的信号（bioelectric signal）
・位置情報（positional information）

なども生命場に大きな影響を与えます。

これらは〝目に見えない〟力ですが、確実にしかもダイナミックに生命場に影響を及ぼします。

栄養素は生命場を決定する最重要のファクターですので、まとめて後述いたしますが、ここに例示した三つの〝目に見えない〟力が場に影響を及ぼすことを詳しくみていきましょう。

機械的刺激

機械的刺激（mechanical force）で分かりやすいのが、骨にかかる負荷です。骨はある程度の負荷がかからないと成長しませんが、負荷がかかりすぎると逆に成長を阻害《そがい》して疲労骨折や骨の腫瘍ができます。

ガンに関係する重要なものとしては、まず細胞の周囲の間質が硬くなるという機械的刺激（過剰な負荷）です。これを線維化《せんいか》といいます（線維化をもたらす原因物質はセロトニンとエストロゲンのシックネス・サブスタンスである）。細胞の周囲が硬くなるという過剰な機械的刺激を受けて最終的に細胞自体も硬くなっていきます[232]。これは典型的なガンの特徴です。乳ガン検診での触診もガンやガンが転移した先のリンパ節の〝硬さ〟を見ているのです。

この線維化を起こして間質が最初に硬くなるというのは、実は慢性炎症の特徴（hallmark）です。慢性炎症はキャンサ・フィールドを作り上げる一つの重要なファクターです。

生体電気的信号

電気的信号（bioelectric signal）が場に与える影響としては、細胞内外での電圧を変えることで正常細胞をガン細胞に変化させることができます[233][234]。

正常細胞では、細胞内外は電気的にプラスマイナスに分極していますが（細胞内がマイナス）、ガン細胞ではこの分極がなくなることが知られています。これを「脱分極《だつぶんきょく》」といいます。つまり、ガンでは細胞内外でプラスマイナスの電位差がなくなるということです。ちなみに、刺激を受けて興奮した細胞もガンと同じく電位差がなくなります[235]。ガンは過剰に刺激（ストレス）を受けて興奮している細胞であることが電気的にも明らかです。

正常のメラノサイト（メラニン細胞）に電圧をかけて分極をなくす（脱分極する）と、細胞分裂が刺激され、血管や他の軟部組織に侵入（浸潤）する細胞へと変化します。あたかも転移ガンのように性質が変化するのです[236]。生体電気場（bioelectric field）の細胞に及ぼす影響を研究することは、今後のガン治療には欠かせないでしょう。

二〇一七年に米国カルフォルニア州では公式に携帯の電磁波が脳腫瘍を引き起こすと公表しました。携帯機器の電磁波によって有意に脳腫瘍が発生することがヒトでも判明したためです[237]。

Ｗｉ-Ｆｉや携帯の電磁波は、エネルギー代謝を低下させて発ガンを引き起こす一種の電気的信号と考えてよいでしょう[238]。

実際にＷｉ-Ｆｉや電子レンジの電磁波によって、エネルギー代謝が変化し、病気の場（シックネス・フィールド）の主要なプレイヤーの一つであるセロトニンの分泌が上昇することが分かっています[239]。前述した脱分極してガンの性質を獲得したメラノサイトの実験でも、セロトニンが関与していることが明らかになっています。

位置情報など

位置情報が場にもたらす影響としては、前述した正常の卵巣や精巣細胞を脾臓に移植するとガンになる実験結果も、位置情報の混乱がエネルギー代謝に影響している例として考えられています[240]。

他にもまだ現段階では同定されていない、生命場に影響を与えてエネルギー代謝を低下させるファクターがあるはずです。そしてエネルギー代謝が低下すると、生命場を復帰させることができません。このエネルギー代謝が「ガンの場の理論」の支柱です。

7 現代医学のガン治療が危険である本当の理由

さて、ガンの場の理論から現代医学の三大療法を見ていきましょう。

三大療法といえば、ギリシア時代からの伝統で「cut, poison, burn」とよばれるものです。

・Cut（切る）＝手術

・Poison（毒）＝抗ガン剤

・Burn（熱傷）＝放射線

これを言うと意外に思われますが、あの体液説を提唱したヒポクラテスでさえ、ガンにはCut（切る）と腐食剤によるBurn（熱傷）で治療していました（体液説自体は、個人の体質によって特質・病気が決定されるという「場の理論」に近い説）。ですから、この三大療法はギリシアの紀元前四〇〇年から現在に至るまで二千四百年以上の歴史があるのです。

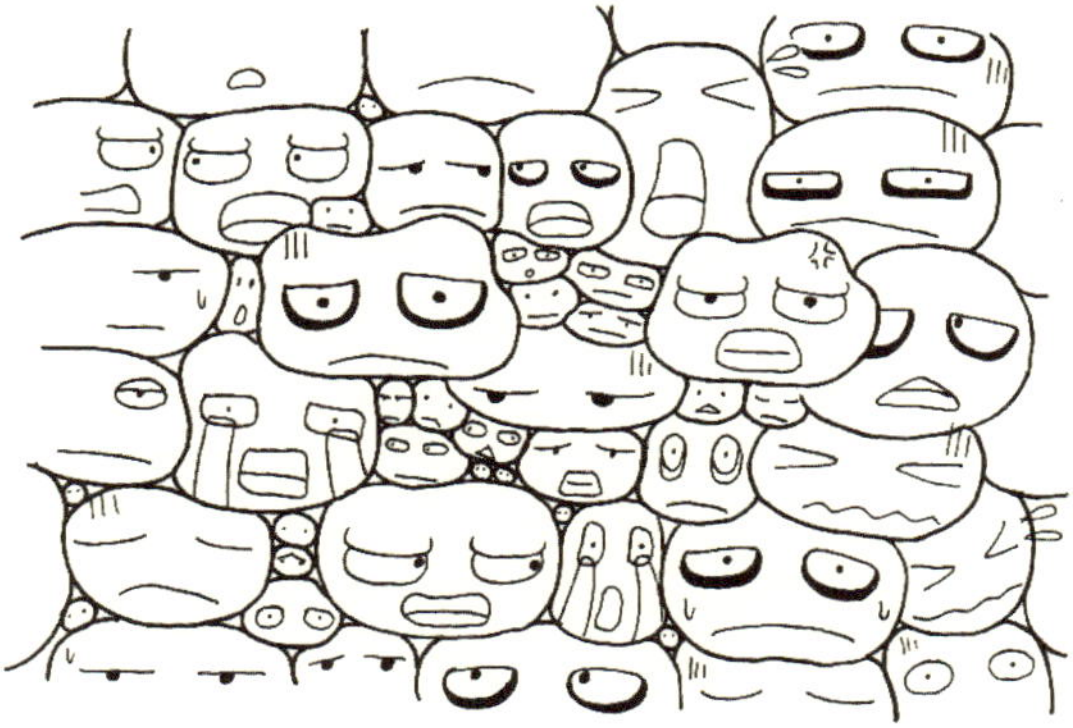

キャンサー・フィールドでは、細胞は不安・恐怖に陥る

さて、これらの三大療法はガンの場（キャンサー・フィールド）にどのような影響を与えるのでしょうか？

繰り返しますが、ガンという局所の実体（entity）があるわけではなく、ただガンの場（キャンサー・フィールド）があり、そこに細胞が組織形成している〝過程〟（process）があるだけです。

したがって、外科医がやっきになって〝幻〟を切り刻んで除去しようとしても、それはさらに外傷というストレスを場に与える（エントロピーをますます高くする＝

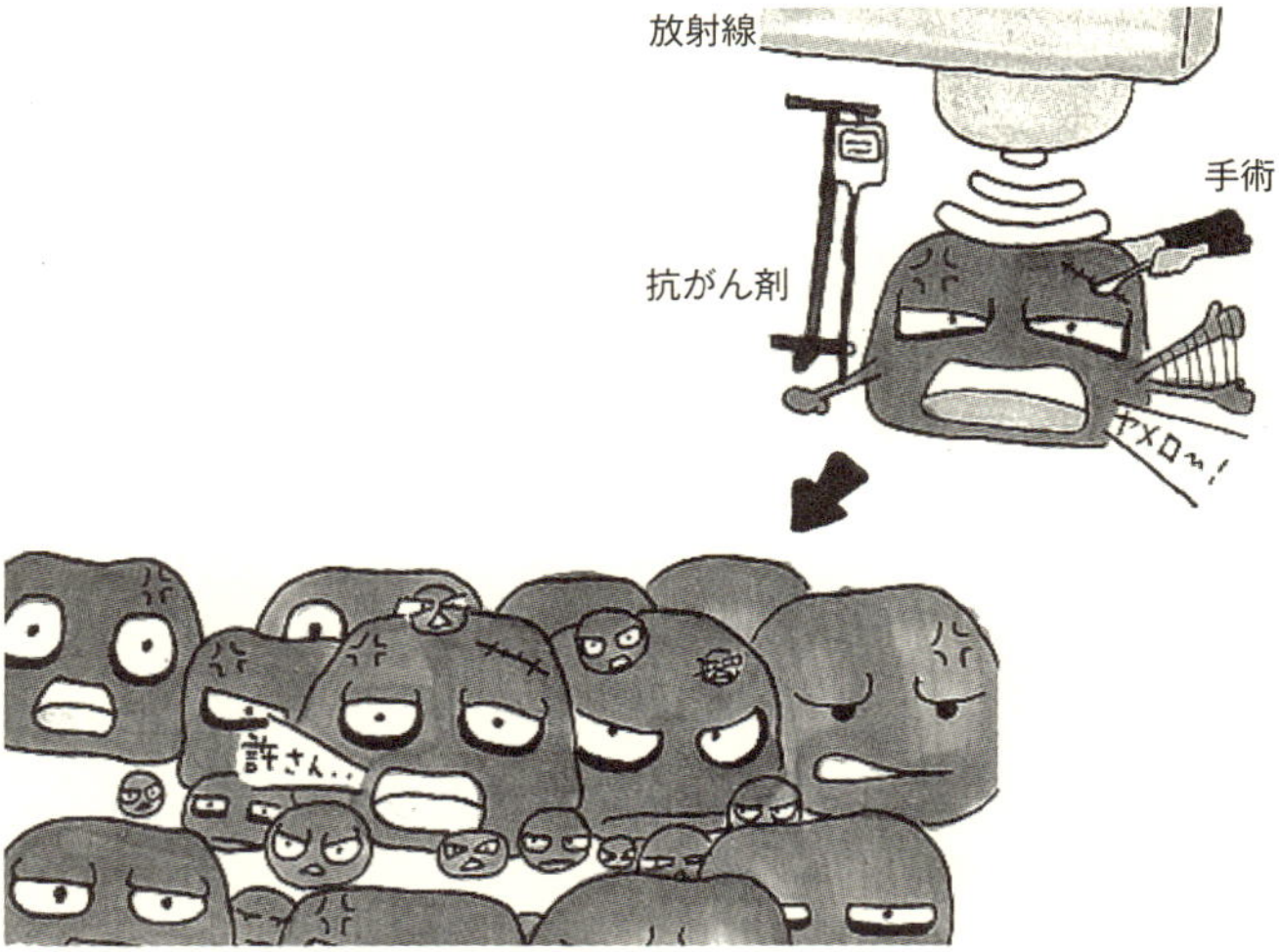

三大療法はガンの場（キャンサーフィールド）を強化する

秩序をさらに崩壊させる）だけで、ますますガンの場（キャンサー・フィールド）を強化してしまいます。

それは放射線医によるガンへの放射線照射や腫瘍内科医による抗ガン剤（あるいは免疫チェックポイント阻害剤）投与でもまったく同様に、生命場の秩序をさらに混乱させ、ますますガンの場（キャンサー・フィールド）を強化するだけに終わります。

具体的にはガンの場からエストロゲン、コルチゾール、セロトニン、乳酸、一酸化窒素、プロスタグランディンなどが放出されることで、下手をするとバイスタンダー効果で障害部位と離れた場所にまで新しいガンを作りかねません（ガンの遠隔転移）。

このようなガンという〝幻影〟を傷つける方法は、正常細胞、ガン細胞も含めて一部の細胞は完全に死滅させることができますが、死滅を何とか免れた細胞は、さらに生存能力が高いガン細胞、つまりストレス耐性の高いガンを人工的に作ってしまう結果になります。まさにガンを傷つける方法は、細胞のエントロピーの増大（秩序崩壊）を図るものであり、ガンは生き延びるためにそれに逆らって、さらに潜在能力を発揮します。

そのために、強化されたガンの場（キャンサー・フィールド）に、ダメージを受けた細胞の代替としてリクルートされた新しい正常細胞（免疫細胞、幹細胞）もガン化していきます。これを現象的に見たものがガンの〝悪性化〟〝再発〟あるいは〝治療抵抗性〟と呼んでいるものです。

つまり、医師が治療後のガンの「悪性化」や「再発」と呼んでいるものは、いわば人工的にガンの場（キャンサー・フィールド）を強化したことによる〝医原病《いげんびょう》（iatrogenic disease）〟（医療行為で作られた病気）なのです。

医原病の観点からいえば、悪性化あるいは再発ガンというのは、抗生物質の乱用によって人工的に作られたスーパー多剤耐性菌と同じ種類のものです。

したがって、「ガンの場の理論」の見地からは、ガンを細胞や遺伝子に異常がある〝実体〟と見立てて直接的あるいは間接的に攻撃するというアプローチは、さらにガンを加速させる結果を引き起こすことが明白に理解できると思います。

さらに付け加えると、現代医療のガン治療で問題なのは、三大療法だけではありません。バイスタンダー効果でも明らかになったように、放射線を使った検査（X線、CT、PET検査）などでも十分に生命場が損傷を受けることです。

そして現代医学のガン緩和医療でさえもガンの場の理論からは大変問題があります。ガンによる激しい痛み（ガン性疼《とう》痛）に対して使用されるモルヒネ（opiate：アヘン）は、生命場にヒスタミンという炎症性物質を放出させます[241]。これによって、ガンの増殖に拍車がかかります[242]。ガンの緩和がガンの増殖を招くとは皮肉以外の何ものでもありません。

これらのガン治療の長い苦い経験から、現在こそガン検査・治療のパラダイムシフトが求められていると思います。

第5章
ガンの驚くべき代謝

1　病気の場（シックネス・フィールド）では体が分解される！

ヘルスィネス・フィールド（健全な場）にいる細胞では、外部から必要な栄養源を取り入れてエネルギー源や構成材料に変えることをしっかりと行っています。この営みを「同化《どうか》」(anabolism）といいます。

ところが、ここに過剰なストレスがかかると、それに適応するためのエネルギー源としての糖が欠乏してきます。そこで、ストレスホルモンが作動します。ストレスホルモンの代表がアドレナリン、コルチゾールという物質です。

これらは体内のタンパク質、脂肪を分解してエネルギー源に変換します（最初は糖の貯蔵体であるグリコーゲンを分解しますが、数時間しか持ちこたえられない）。過剰なストレスに対しては、体内の組織まで分解しないとそれに適応するだけのエネルギー量を確保できないからですが、この体内のタンパク質、脂肪の分解を「異化《いか》」(catabolism）といいます。

つまり、ヘルスィネス・フィールド（健全な場）でもストレスが過剰にかかると、通常の同化（外部からの摂取・体内合成）から異化（体の分解）へとエネルギー代謝がシフトするのです。

ストレスが収まれば、また平常の「同化」のエネルギー代謝に戻ります。しかし、ストレスが慢性的に続く状態では、糖・果糖を十分に補給し続けない限りは「異化」のエネルギー代謝が続きます。したがって体のタンパク質や脂肪が分解され続けるということになります。

体内の脂肪を分解することを「リポリシス」（脂肪分解）といいます。現代人の体内に蓄積している脂肪（脂肪酸）で問題なのは、プーファ（ＰＵＦＡ：長鎖不飽和脂肪酸、オメガ3とオメガ6がある）が多いことです。リポリシス（脂肪分解）では、非常に毒性の強い「アルデヒド（ＲＣＣｓ）」をもっとも形成しやすいオメガ3系のプーファが真っ先に放出されます[243][244]。

オメガ3やオメガ6といったプーファ（ＰＵＦＡ：長鎖不飽和脂肪酸）は、エネルギー源となる前に体内で容易に酸化されて、アルデヒド（ＲＣＣｓ）を放出します。

このアルデヒド（ＲＣＣｓ）は、私たちのエネルギー代謝を担うタンパク質あるいは遺伝子（ＤＮＡ）に結合して、その構造・機能を直接的にも間接的にも破壊していきます[245][246][247][248][249]。

したがって、わたしたち現代人に蓄積されている脂肪のプーファ（オメガ３＆６）を分解して放出させるリポリシス（脂肪分解）は生命体にとって大きな脅威になるのです。リポリシスが起こっている状態では、糖・果糖を入れても不完全燃焼しか起こさず、前述した乳酸という毒性物質が蓄積していきます。その理由は、リポリシスによって放出されたプーファ（オメガ３＆６）が糖・果糖の代謝をブロックするからです[250]。

このように、糖が欠乏してくるとエネルギー源が糖から脂肪（あるいはアミノ酸）へシフトしてきます。糖が欠乏するとサーチュイン（sirtuin 1）というタンパク質が活性化されますが、サーチュインは脂肪の燃焼（ベータ酸化）を高めます[251][252][253]。一時は、サーチュインは若返りのタンパク質といわれましたが、事実はその反対で、シックネス・フィールド（病気の場）のエネルギー代謝へシフトさせる物質です。

またプーファ（オメガ３＆６のいずれも）は、ミトコンドリアの電子伝達系をもブロ

[図17] プーファ（多価不飽和脂肪酸）は、
糖（果糖）のエネルギー代謝を止める

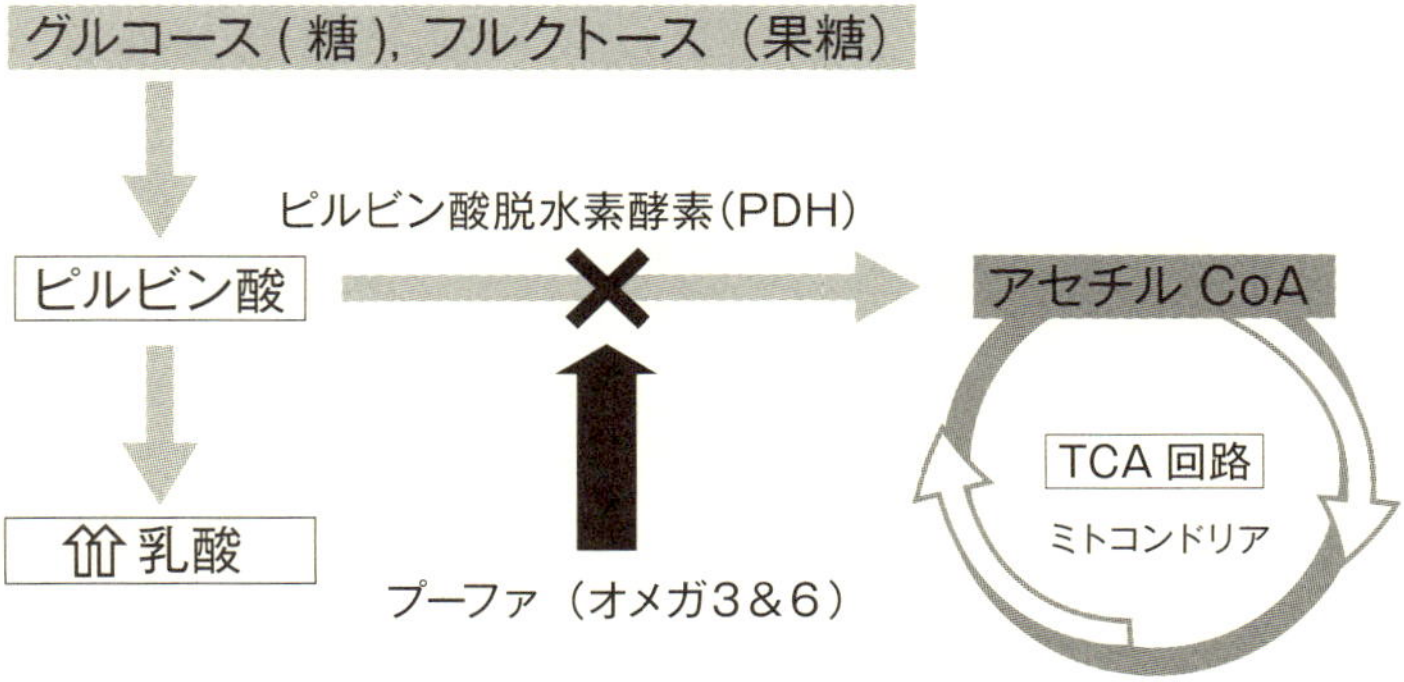

プーファは糖（果糖）が代謝されてピルビン酸となり、アセチルCoAとなってミトコンドリアのTCA回路に入る関所（ピルビン酸脱水素酵素）をブロックする。またプーファはミトコンドリアの電子伝達系の機能もブロックするため、電子の渋滞が起こり、還元ストレスをもたらす。

ックしますから、電子の渋滞⇒還元ストレスを引き起こす大本でもあります[254][255][256]。

またタンパク質を分解してエネルギー源にした場合も、問題を引き起こします。タンパク質は分解されると、特に脳にとっては毒性が非常に強いアンモニアが産生されます。アンモニアは肝臓で無毒化されますが、それには多大なエネルギーと二酸化炭素が必要です。「異化」が進んでいる状態では、エネルギーおよび二酸化炭素の両方が欠乏するためアンモニアが蓄積しやすくなります。

さらにエネルギー源として分解するタンパク質は主に筋肉組織（その他、胸腺、皮下組織）です。筋肉タンパク質のアミノ酸組成にはトリプトファン、メサイオニン（メチオニン）、システィーン（システイン）が多く、これらが遊離アミノ酸となって血液中を循環すると甲状腺機能が低下します[257][258]。また、トリプトファンはシックネス・サブスタンス（病気の場の物質）の代表で、ガンの増殖（およびバイスタンダー効果）に不可欠なセロトニンの材料です[259][260][261]。

病気を長らく患っている人が痩せているのは偶然ではありません。痩せすぎというのは、全身の脂肪・筋肉の「異化」が進んでいるストレス状態のサインであり、全身のいたるところに病気の場を形成しているといえるでしょう。

ガンの場（キャンサー・フィールド）では、このような同化と異化が後述するように同時に進行しています。

2 ガンには兵糧攻めは通用しない！

次に、ガンの場（キャンサー・フィールド）では、ガン細胞内で何が起こっているのかを詳しく見ていきましょう。

戦《いくさ》では兵站《へいたん》（Logistics：ロジスティクス）が最も大切といわれています。兵站というのは、戦闘地帯への物資や兵隊などの後方支援のことです。日本が過去の度重なる戦争で失った兵隊の命も、戦闘よりもむしろほとんどが餓死や栄養失調によるものです。日露戦争では戦死者の二十倍が脚気などの栄養失調による病死でした（陸軍省医務局編『明治二十七八年役陸軍衛生事蹟』）。

ガンの治療も、私たちとガンとの戦《いくさ》になぞらえて、この兵站というガンの後方支援を断つということでガンに勝利しようという発想があります。

それは、ガン細胞が必要とする栄養素を欠乏させる方法です。一般的にガンの「兵糧攻め」とか「飢餓療法」といいます。

しかし、ガンに対して単純な糖制限やアミノ酸（グルタミン、分枝鎖アミノ酸〈バリン、ロイシン、イソロイシン〉）制限は、効果がありません。こういった戦略はガンには本質的に無効です。

なぜなら、ガンという城（本当は実体はありませんが）はいくら外堀を埋めて兵糧攻めしても、空からの輸送で食料が運び込まれるからです。たとえその空輸を爆撃でストップしても、今度は地下から食料を入手します。

ガンは兵站（ロジスティクス）がとてもしっかりしている、打たれ強い（resilient）精鋭部隊なのです。

ガンの兵站（ロジスティクス）

ガンの後方支援で最近分かってきたことがあります。

ガンの場（cancer field：キャンサー・フィールド）では、ガンの周囲（間質）の線維芽細胞（ガン関連線維芽細胞：cancer-associated fibroblast：CAF）がたくさん存在しています。

ガンは兵糧攻めに遭うなどして、成長・増殖に必要な材料が涸渇すると、周囲の線維芽細胞（ＣＡＦ）にＳＯＳのシグナルを発します[262][263]。

ガンのＳＯＳを受け取った線維芽細胞（ＣＡＦ）は、ガンにアミノ酸、脂質、あるいはエネルギー代謝で必要とされる物質（ミトコンドリアＴＣＡ回路の中間産物）、遺伝子の材料（核酸）などを供給します（具体的には線維芽細胞は、エキソソームという小胞の中に栄養素を入れて、それをガンに送り込む）[264][265]。この線維芽細胞は、乳酸やケトン体といった、いわば自分の細胞の代謝廃棄物（乳酸は糖、ケトン体は脂肪の代謝産物）もガン細胞のエネルギー源として供給することも分かりました[266]。

ガンの場（キャンサー・フィールド）に存在する脂肪細胞もガン細胞にとっての兵站（ロジスティクス）になります。ガン細胞は、脂肪細胞にため込んでいる脂肪に脂肪分解（リポリシス）を起こさせて、脂肪酸を放出（遊離脂肪酸）させます。

特に転移を起こす卵巣ガンは、脂肪細胞に脂肪分解（リポリシス）を起こさせて、遊離脂肪酸をエネルギー源として取り込む現象が報告されています[267]。

ガンの場（キャンサー・フィールド）にあるタンパク質まで取り込むことも指摘されています（macropinocytosis：マクロ飲作用）[268]。

グルタミンのようなガンのエサになるアミノ酸を制限すると、このガン細胞のタンパク質取り込みが促進され、逆にガン細胞が増殖するのです[269]。

さらにガン細胞の究極の兵站（ロジスティクス）確保があります。それは、なんと自分の細胞の成分を食べてしまう（self-cannibalism）のです。通常でも細胞は、古くなったり、ダメージを受けたりした細胞内成分を自分で分解して、リサイクルする能力をもっています。これをオートファジー（autophagy）といいます。

ガン細胞はこのオートファジー作用をフル活用して、自分の細胞内の成分ですら分解してエネルギー源（あるいは細胞構成成分）にしてしまうのです[270][271][272][273]。

このようにガンは生き延びるためにあらゆる手段を使って、兵站（ロジスティクス）を確保します。したがって、ガンに対する兵糧攻めは効果がないばかりか、逆にガン細胞の生存のための他のチャンネルを開くことになり、増殖を促す結果になります。

3 ガンは本当に〝糖〟中毒なのか？

一九五〇年代にドイツの生理学者ワーバーグ（Warburg：ウォーバーグ）がガン細胞の奇妙な代謝を発見しました。

通常、細胞は酸素がない条件で糖の不完全燃焼（発酵、解糖系）が起こります。ところが、ガン細胞では酸素があってもなくても強制的に糖の不完全燃焼が起こっていることが発見されたのです[274][275]。

それをワーバーグは、ガン細胞はミトコンドリアにダメージが及んで機能しないからだとしました。ミトコンドリアは酸素を使用して糖を完全燃焼する場所です。ガンではそのミトコンドリアが機能しないから、糖は細胞質内で不完全燃焼するしかないとしたのです。

糖の不完全燃焼は、みなさんもよくご存じの「発酵」と同じです（「解糖系」ともいう）。通常は酸素がない条件で糖の不完全燃焼（発酵、解糖系）が起こるのですが、ガン細胞では酸素があってもなくても強制的に糖の不完全燃焼が起こります。

糖の不完全燃焼では、ミトコンドリアで行われる通常の糖の完全燃焼と比較して、七%程度のエネルギーしか得られません。

この効率の悪さから、ガンは成長・増殖のために盛んに大量の糖を取り込むしかないとされてきました。まるで昔のアメリカ車のように同じ距離を走るにも大量のガソリンが必要ということです。これではガンは、燃費が極めて悪い細胞になります。

実際にガン細胞の糖の取り込み（解糖系、発酵）は、正常細胞の二〇〇倍にも達しますから、ガン細胞があたかも〝糖中毒〟のように見えるのは当然です。

しかし、ガン細胞の糖の取り込みは、エネルギー産生目的ではなく、主に「脂肪新生（de novo fatty acid synthesis）」（あるいは還元物質の備蓄）に使用されていることが分かりました[276]。「脂肪新生」とは、細胞が糖、アミノ酸、脂肪酸などを材料として、細胞内で脂肪を新たに作ることをいいます。通常、脂肪新生をする細胞は、肝臓、脂肪組織、授乳中の乳腺組織に限定されています[277]。

ガン細胞は、アミノ酸のグルタミンも利用しますが、これも同様にエネルギー産生目的ではなく、「脂肪新生」に使用されています[278][279][280][281][282]。

糖の不完全燃焼ではあまりにもエネルギー効率が悪く、これでは細胞の増殖・成長に支障を来します。そこでガン細胞は、糖が完全燃焼できないのであれば、糖、アミノ酸などをいったん脂肪に変換して、その脂肪をエネルギー源として燃焼しているのです。

実際の臨床試験では、ガンの兵糧攻めとして糖利用を遮断する2−DG（2-deoxy-glucose）という物質の投与でも、過半数（六六％）はガンが進行します[283]。

このように、ガンはエネルギー源として〝糖中毒〟ではないことは明白です。

4 ガンはミトコンドリアが機能している！

ワーバーグのガンの代謝モデルでは、ガン細胞ではミトコンドリアの機能にダメージがあるため、糖がミトコンドリアで代謝されない（完全燃焼できない）ということでした。

しかし、近年になって、多くのガンでこのミトコンドリア機能が保たれていることが分かってきました[284]。

[図18] ガンではミトコンドリアの機能はワークしている

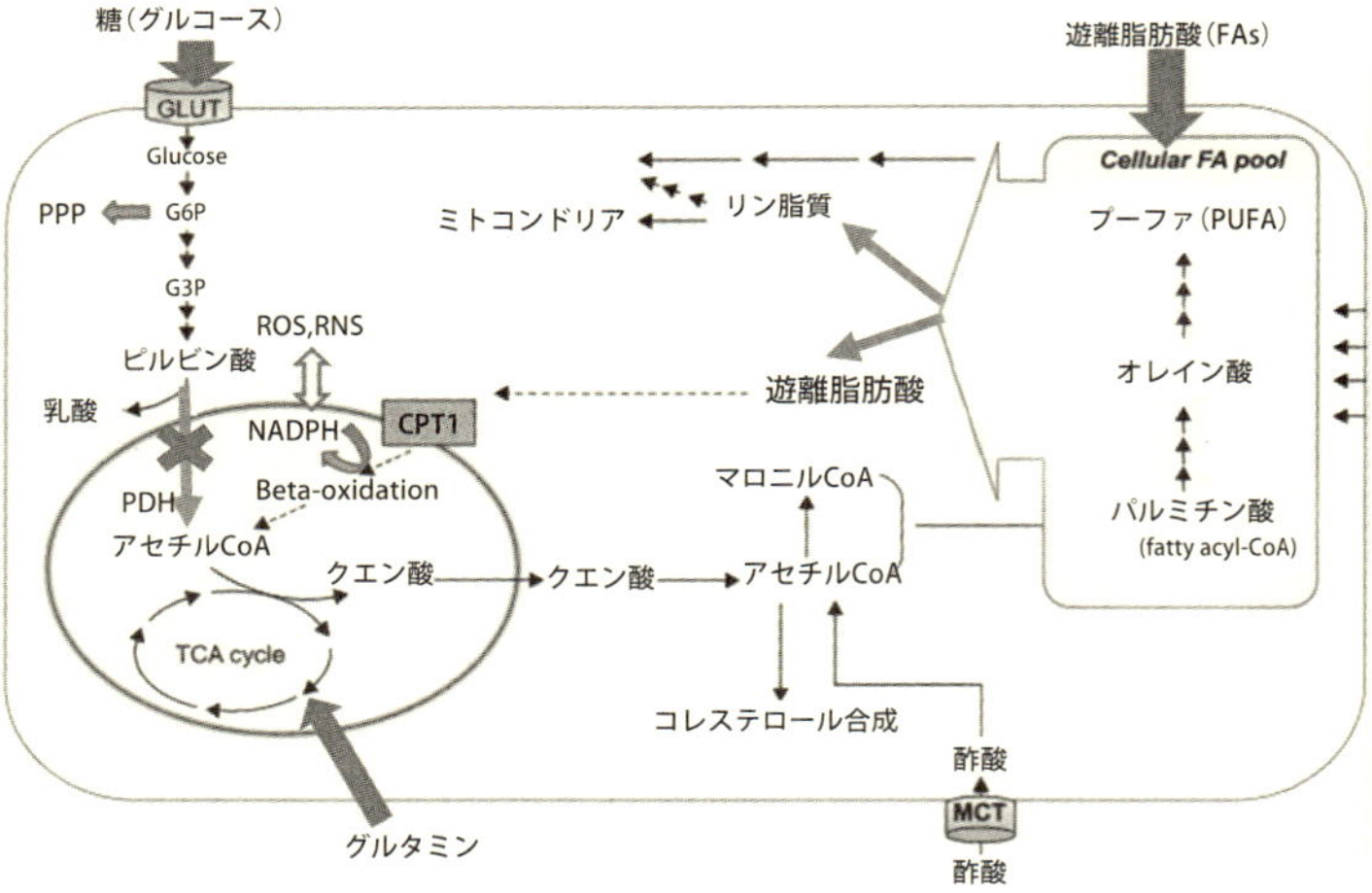

糖がピルビン酸に変換され、ミトコンドリアでアセチルCoAになる部分（ピルビン酸脱水素酵素という関所があるところ）がブロックされていると、糖が利用されずに乳酸になる（ワーバーグ効果）。ところが、ガンではミトコンドリアが機能しているため、グルタミン、脂肪（脂肪酸）、酢酸などがTCA回路で使用されてガンのエネルギーおよび成長の糧となる。

ミトコンドリア機能が保たれていないと、そもそもアミノ酸、脂肪や酢酸を材料にして成長の糧にすることができません。

具体的にはミトコンドリア内のＴＣＡ回路（Krebs cycle）という代謝のフローに、アミノ酸、脂肪あるいは酢酸が入って初めてガンの成長の糧になります。

ガン細胞において、強制的に糖の不完全燃焼をブロックすると、ミトコンドリアの機能（「酸化的リン酸化」〈OXPHS：oxidative phosphorylation〉という）が動きだして働きだすことが分かっています[285][286][287]。

糖が代謝されてピルビン酸になり、それがミトコンドリアでアセチルCoAに変化する分岐点（ピルビン酸脱水素酵素：ＰＤＨ）がブロックされることで、糖はミトコンドリアで完全燃焼することができません。

この場合、糖は不完全燃焼するしかなく、乳酸が蓄積します。これは「ワーバーグ効果」と言われる現象でした。

ところが、この分岐点がブロックされているだけで、ミトコンドリア機能は保たれているとしたら、ミトコンドリアのＴＣＡ回路に供給できる物質があれば、代謝は回ります。ガン細胞がまさにその状態であり、グルタミン（アミノ酸）、脂肪酸（脂肪）、酢酸などを材料としてＴＣＡ回路に流入させることができるのです。

なぜガン細胞ではワーバーグが発見したように、糖がミトコンドリアに入るところでブロックされているのでしょうか？

繰り返しますが、それは、その分岐点で働く酵素（ピルビン酸脱水素酵素：ＰＤＨ）がブロックされているからです。この酵素をブロックする物質の代表が、プーファ（長鎖不飽和脂肪酸、ＰＵＦＡ）、乳酸（＝酸素不足）、一酸化窒素、ケトン体[288][289]といったものです。

したがって、ガンではミトコンドリアが潰《つぶ》れているのではなく、糖がミトコンドリアに入って完全燃焼する経路が遮断されているのです。この糖の経路さえ回避すれば、ミトコンドリアのＴＣＡ回路を回すことが可能です。

ガンでは、この糖の完全燃焼経路が使用できないために、糖以外のアミノ酸、脂肪などをダイレクトにＴＣＡ回路に運び込んで、そこからのエネルギーを成長に使用しているのです。

したがって、ミトコンドリアの機能（酸化的リン酸化）にダメージを与える物質を投与すると、ガンの増殖が止まります。そしてミトコンドリアの機能を回復させたときのみ、ガンが増殖します[290]。ミトコンドリアの機能維持がガンの成長・増殖には必要不可欠なのです[291]。

糖の不完全燃焼（ワーバーグ効果）でガン細胞がエネルギーを得ているようなガンでさえも、糖の不完全燃焼という経路をブロックすると、ミトコンドリアの機能が動き出して働きだすことが分かっています[292][293][294]。

これらの実験が示すことは、ガンのほとんどは、実際はミトコンドリア機能が残存し、しかもエネルギー源をミトコンドリアに依存しているということです。

ガン細胞の中にはエネルギー源の八〇%を「糖の不完全燃焼」ではなく、ミトコンドリアの機能（酸化的リン酸化）から得ているものがあります[295]。

5 ガンはなぜ酸化ストレスに強いのか？

そして、ガンが糖を利用するのは、脂肪新生だけではありません。ガン細胞は放射線・抗ガン剤などの酸化ストレスに非常に強いことは知られています。なぜ、ガン細胞は多くの酸化ストレスに対してもめげないのでしょうか？

今まで多くの研究者がガン細胞に何か抗酸化物質があるのではないかと調べていました。しかし、いくら調べてもビタミンCやビタミンEなどの抗酸化物質が多く含まれているという証拠が見つかりませんでした。

最近になってようやくガンの抗酸化能の秘密が明らかになりました。

ガンは糖を材料にして、たくさんの還元物質を作っているのです。その還元物質は、「ニコチン酸アミドアデニンジヌクレオチドリン酸（NADPH：nicotinamide adenine dinucleotide phosphate)」とグルタチオンといった物質の還元型の物質です。

これらの還元物質は、ビタミンCやEと同じく、酸化ストレスを軽減させます。

糖からこのような還元物質を作る経路を「ペントースリン酸経路(Pentose phosphate pathway)」といいます。ガンは自らを酸化ストレスから守るべく「ペントースリン酸経路」を頻繁に使用しているのです[296][297]。

ちなみに、この経路では還元物質の他に、遺伝子の構成材料である核酸も得ることができます。

［図19］ペントースリン酸経路
（Pentose phosphate pathway）

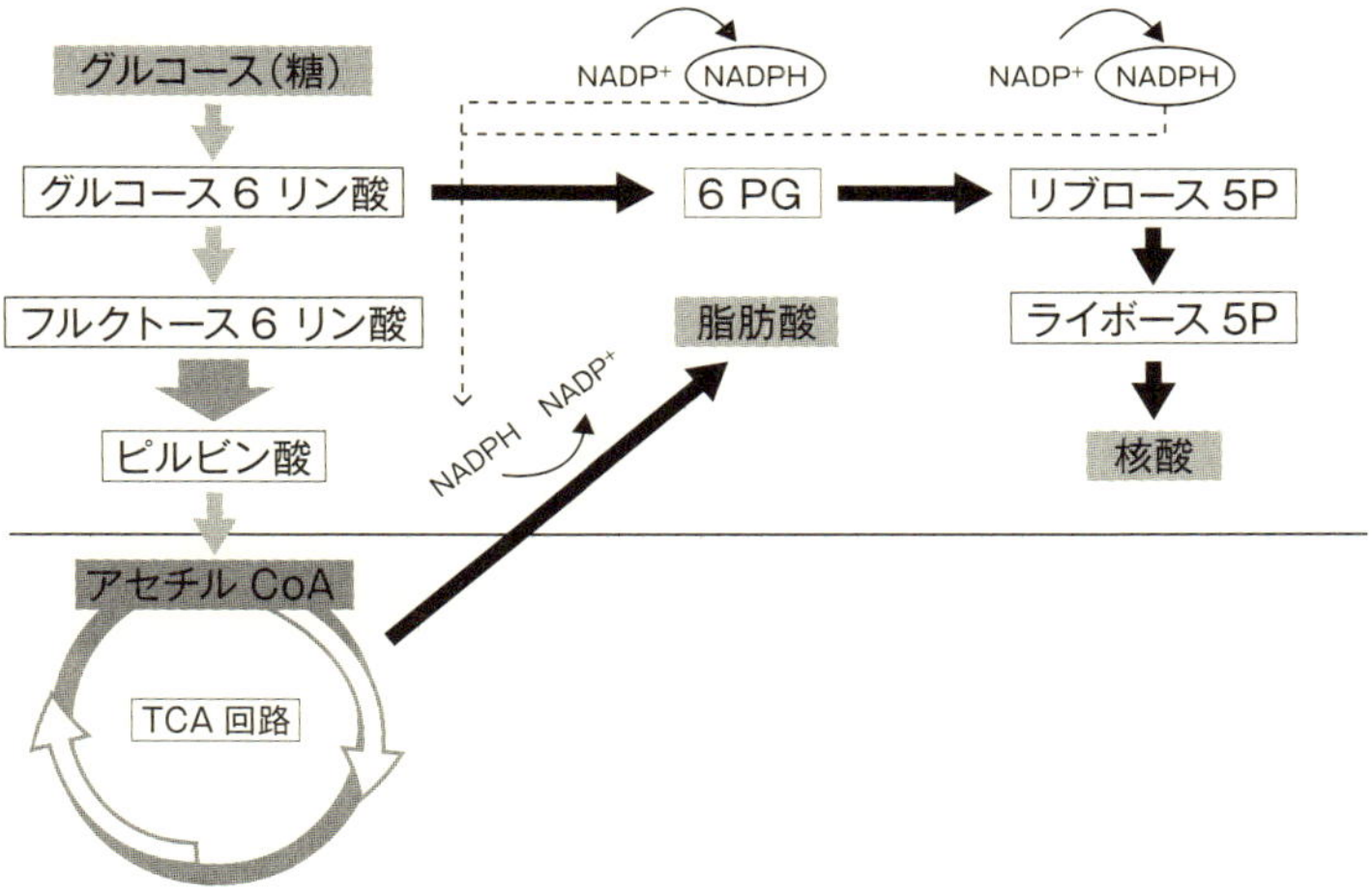

ガンではペントース・リン酸経路が活性化している。糖はペントースリン酸経路で利用されて、還元物質（NADPH，グルタチオンなど）や核酸などになる。ガン細胞が酸化ストレスに強いのも、このペントース経路で糖から還元物質を豊富に作っているからである。また、還元物質は脂肪新生に使用されるため、ガン細胞内では活発に脂肪が作られ、その脂肪をエネルギーとして使用する。糖は通常の完全燃焼の経路（解糖系－TCA回路－電子伝達系）を通らず、不完全燃焼になるか、ペントースリン酸経路に入ることでガンの成長を加速させる。ペントースリン酸経路は細胞分裂の激しい細胞にとっては有利である。

つまり、ガンは自分の生存に必要な還元物質や核酸といった材料（biomass）を糖から作っているのです。

このように、当初は糖の不完全燃焼による効率の悪いエネルギー代謝がガンの特徴と思われていましたが、糖はエネルギー源ではなく、むしろ脂肪新生、還元物質、核酸などの材料として頻繁に使用されているのです。

現在、ガンがこの「ペントースリン酸経路（Pentose phosphate pathway）」を利用できないような薬剤を使った実験も盛んに研究されています[298]。

つまりガンは、糖をエネルギー源としてではなく、乳酸（糖の不完全燃焼）および脂肪酸（ペントースリン酸経路）の合成のために使用しているのです。

6　ガンの柔軟な代謝――〝脂肪〟中毒

外科医にとっては、ガンは手術で摘出しようとすると出血が多いので繊細な注意を払わないといけない組織です。なぜ、ガン組織にメスを入れると出血が多くなるのでしょうか？

ガンは増殖が速い細胞のため、酸素や栄養といった食料の供給がなかなか追いつきません。特にガン組織の中心部は酸欠状態になります。

この酸欠に対応するためにガン組織からある物質が放出されます。

その物質を「低酸素誘導因子（HIF-1：Hypoxia-Inducible Factor-1）」といいます。低酸素誘導因子は、新しい血管を盛んに作って、ガン組織全体に栄養を行き渡らせようとします。これを血管新生（angiogenesis）といいます[299][300][301]。

ガンは、新しく作る血管のため、組織全体に微小な血管を張り巡らします。しかも、この即席の新血管は脆《もろ》いため、簡単に出血します。これが、ガン組織にメスを入れると、〝出血の海〟になる原因です。

さて、この酸欠状態でもたくましく生き延びるガン細胞は、新しい血管を作るだけではなく、ガン細胞内でのエネルギー代謝も変化させます。

ガン細胞が酸欠状態になった場合、低酸素誘導因子（HIF-1）は新しい血管を造生するだけでなく、糖のミトコンドリアの完全燃焼をブロックします[302]。

前述したように、糖は代謝されてピルビン酸になり、それがミトコンドリアでアセチルCoAとなります。このときに働く酵素（ピルビン酸脱水素酵素：ＰＤＨ）を低酸素誘導因子（HIF-1）がダイレクトにブロックします[303]。

そのため、ピルビン酸は仕方なしに乳酸に変換されます。これを糖の不完全燃焼（発酵、解糖系）といいました。ワーバーグはガンでは強制的にこのような糖の不完全燃焼が起こっていると考えましたが、酸欠状態では糖の不完全燃焼が起こるのです。

糖の不完全燃焼は、前述したように極めてエネルギー効率が悪いので、増殖に多大なエネルギーを要するガンは他のエネルギー源を探します。

ガン細胞は、酸欠状態では糖を材料としたエネルギー代謝から、アミノ酸（グルタミン）や酢酸を取り入れて脂肪に変換して、その脂肪を燃焼させてエネルギーを得る方法にスイッチを切り替えることができます[304][305][306]。

その他に、ガン細胞は低酸素状態では脂質の取り込みを高めます。そしてガンの細胞内に脂肪を蓄積していきます[307][308]。

この状態で、外部から供給される脂肪をブロックするとガンの成長を止めることがで

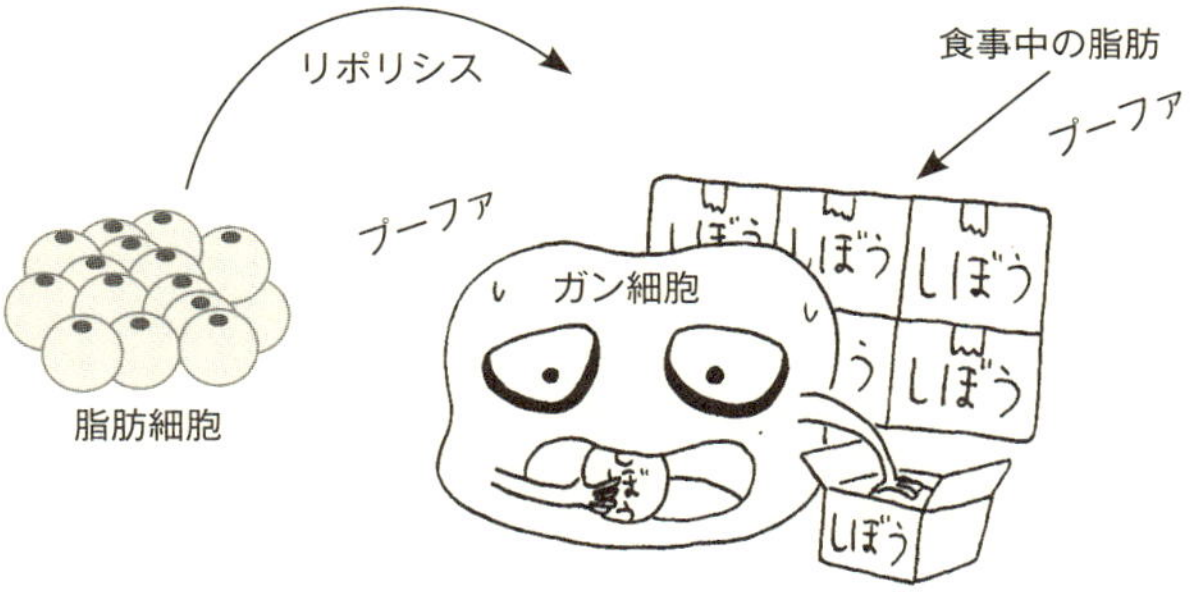

ガン細胞は〝脂肪〟中毒

きます[309]。

それでもガンは、外から取り込む脂質が欠乏してくると、今度は糖、アミノ酸（グルタミン、分枝鎖アミノ酸）や酢酸を取り込んで脂肪に変換します[310][311][312][313][314][315][316][317][318][319][320][321][322]。これを「脂肪新生（de novo fatty acid synthesis）」と呼びます。

ガン細胞は、どのような代謝であっても最終的に脂肪を蓄積して、それを成長の糧（エネルギー、構成材料、保護物質）としています[323]。ホルモン感受性のない難治性の乳ガン（triple-negative breast cancer：TNBC）も脂肪依存のため、脂肪の燃焼を止める治療が有効であることが分かっています[324]。

ガンは〝脂肪中毒〟と言ってよいくらい、脂肪が大好きで、脂肪の備蓄を怠りません。したがって、ケトン食や高脂肪食（特に高プーファ食）あるいは糖質制限食（コルチゾール、アドレナリンを分泌してリポリシスを起こさせる）はガンの増殖にとって、最高の環境を与えることになります。

ガン細胞が脂肪を合成（新生）して、それを燃焼させる（＝エネルギーを産生する）ということは、ミトコンドリアが機能していなければ不可能です。脂肪の燃焼はミトコンドリアで行われるからです。

これはワーバーグの「ガンはミトコンドリアがダメージを受けているため、糖を不完全燃焼（発酵）させる」という理論には合わない現象です。やはり、ガンは、糖の完全燃焼の経路を断たれている状況下で、さまざまな別経路を使ってエネルギー代謝を維持しているといえるでしょう。

ガンは兵站（ロジスティック）が尽きないだけでなく、いかなる兵站であっても、それを戦略的に「脂肪」という備蓄に変える（脂肪新生）ことで、単に生き延びるだけでなく増殖していく能力を持っているのです。

このように、ガンは場の変化によって代謝を柔軟にスイッチすることができます。ガンは、環境に対して機能・構造を維持するエネルギーが不足している正常細胞が変化した自分の細胞です。生存するためには何でもする、これは生命の初期設定であると考えています。ガンだから柔軟な代謝ができるのではなく、エネルギーが十分に確保できないから代謝を柔軟に変化させてガンへと形態変化（metamorphosis）しただけです。柔軟にエネルギー代謝を変化させることのできなかった細胞はガンにもなれずに脱落し、死滅していきます。

したがって、原因と結果をはき違えてはいけません。いわば生き残りの精鋭部隊がガンなのですから、それに対して単純な〝兵糧攻め〟が功を奏しないのも当然です。

7 ガンのアキレス腱――「脂肪」

ガンは場の状況によって、柔軟に代謝を変化させて生き延びますが、最終経路はいずれも脂肪備蓄（脂肪新生）という点では同じです。

ということは、ガン細胞の柔軟この上ないエネルギー代謝も、この脂肪備蓄が「ガンのアキレス腱」になっているといえるのではないでしょうか？

病気の場（シックネス・フィールド）では、エネルギー代謝が、糖の完全燃焼から脂質の燃焼へシフトしていきます。さらにキャンサー・フィールド（ガンの場）になると、脂肪の取り込み、脂肪新生、脂肪燃焼が同時に活発になります。

ガンの同化というのは、ガンが成長・分裂していくために必要なエネルギー源および細胞を構成する材料を外部から取り入れることを指します。

一方、ガンの異化というのは、ガンがストックしているエネルギー源（脂肪のストック）あるいは体を分解してエネルギー源として使うことを言います。

ガンの細胞外の脂肪の取り込み、あるいは脂肪新生は同化で、細胞内の脂肪の燃焼あ

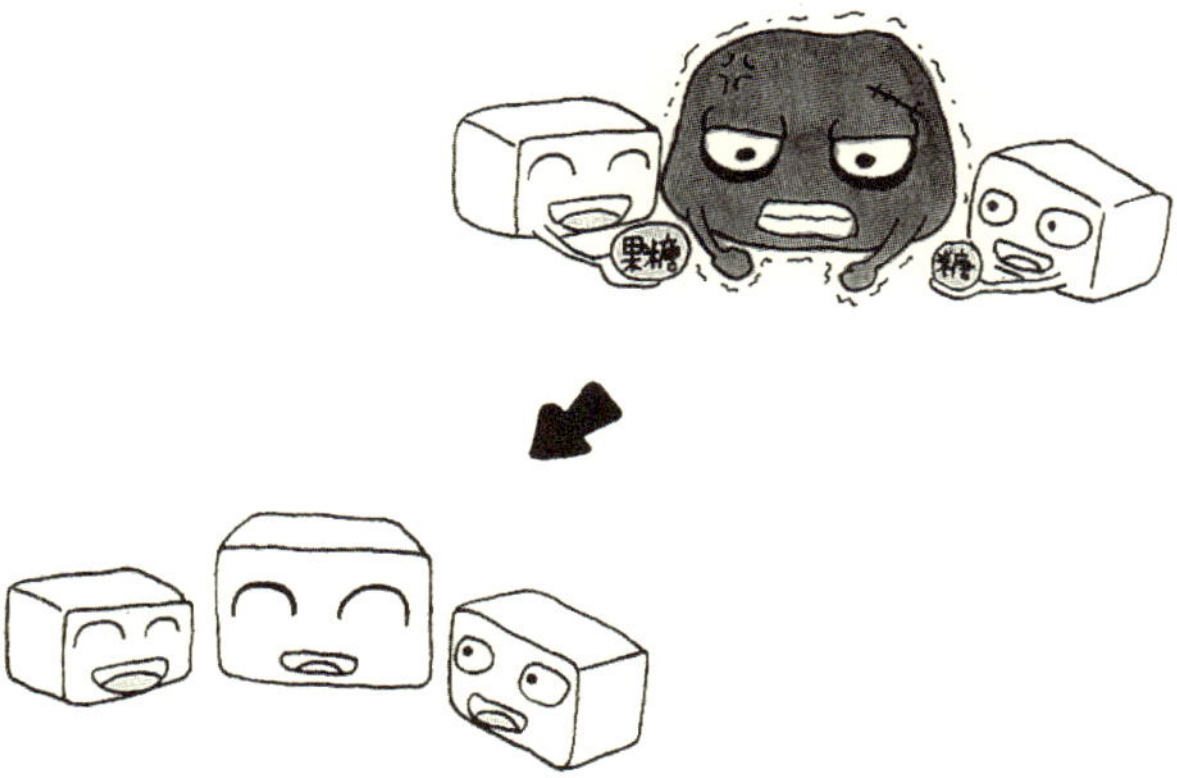

糖・果糖のエネルギー代謝で安心・安全の場に！

るいは体内の脂肪・タンパク質の分解は異化になります。

健康の場の細胞では、同化＞異化ですが、ガンではこの同化と異化がいずれも同時並行かつ亢進しています[325]。そして同化＜異化になったときに、細胞は死滅していきます。

ガンの同化では、外部から摂取される糖、アミノ酸、脂肪酸のいずれもが使用されますが、中でも脂肪は特にガンの成長・増殖・転移にとって必須の栄養素です[326][327][328][329]。

ガン細胞がどのような代謝経路

を駆使しても、最終的に脂肪新生をしてその脂肪の備蓄をエネルギーに変えるのであれば、脂肪の新生あるいは脂肪の燃焼をストップするとガンもかなり苦しくなるのではないでしょうか？

実は、現代医療では、このガンの〝脂肪中毒〟性に着目し、競うようにして脂肪の新生を触媒するさまざまな酵素をブロックする薬剤が続々と開発され、ガン治療の臨床試験に使用されています[330][331][332][333]。

一方、ガンが脂肪を燃焼（脂肪酸のベータ酸化という）してエネルギー源にする部分をブロックすることも、ガンの縮小に有効なことが報告されています[334]。

二〇一六年にテニス界の妖精と呼ばれていたマリア・シャラポワ選手が、世界反ドーピング機関（ＷＡＤＡ）指定の禁止薬物に陽性が出たことで二年間の出場停止の処分を受けました。

その指定薬物こそは脂肪の燃焼（ベータ酸化）をブロックする「ミルドロネイト（Mildronate, Meldonium）」です。ミルドロネイトは、ロシア、東欧圏では、心臓血管疾患、糖尿病に治療薬として公式に使用されている物質です。ロシア、東欧圏のアスリート、特に耐久性スポーツのアスリートには疲労が蓄積しないという効用のためミルドロネイトはサプリメントとして使用されていました。

このミルドロネイトはガンの治療においても使用されている歴史もあり、ガンの縮小効果があるはずですが、なぜかより毒性の強い薬剤についてしか研究論文が出ていません。しかも不思議なことに欧米諸国では医薬品として認められていません。

他にも、リポリシス（脂肪分解）をブロックして脂肪の供給を制限することや脂肪の備蓄を早く空にする方法など、さまざまなガンの脂肪断ち治療が試みられています[335]。

いくら〝野戦〟に強いガンといえども、脂肪の備蓄や燃焼をストップさせられると生存するだけのエネルギー確保に赤信号がつくのです。

8　プーファはガンの発生・増殖の最大の要因

すでにプーファについては、還元ストレスの大本であり、キャンサー・フィールド（ガンの場）を形成するシックネス・サブスタンス（病気の場を形成する物質）を動員

[図20] 小胞体ストレス（ER stress）

小胞体でのタンパク質の折りたたみなどの修復が邪魔される

↓

・小胞体に変性タンパク質が蓄積

↓

・小胞体にストレスがかかり、最終的にガン(食作用低下)、細胞死へ

小胞体のシャペロン、膜構造にアルデヒドが結合することが原因

・低血糖、低酸素、細胞外乳酸蓄積、低タンパクなども小胞体ストレスを与える!

J Mass Spectrom. 2014 Jul; 49(7): 557-569
J Biol Chem. 2011 May 20; 286(20): 18170-18180
Cell. 2017 Feb 9;168(4):692-706
Biochimie. 2013 Jan;95(1):74-8
Cell. 2015 Jun 18;161(7):1527-38
J. Biol. Chem. 2012; 287: 11398-11409

細胞内に小胞体とよばれる小器官がある。小胞体はタンパク質の運搬システムであり、タンパク質の修飾（折りたたみ）、脂肪やステロイド合成、カルシウムの貯蔵などの多岐に渡る働きがある。小胞体に何らかのストレスがかかると、特にタンパク質の修飾ができなくなり、機能をもつタンパク質を送り出せなくなる。このような機能を持たない、変性したタンパク質が小胞体に蓄積するとさらに小胞体ストレスが高まる悪循環が起こる。このような小胞体ストレスによって細胞がガン化する。小胞体の働きに関して、補佐役をする物質（シャペロン）や小胞体の膜構造そのものにプーファの自動酸化でできたアルデヒドが結合することで小胞体ストレスが形成される。低血糖、低酸素、細胞外乳酸蓄積、低タンパクなども小胞体にストレスを与える。

[図21] 異常タンパク質分解経路 ユビクイティンープロテアソーム経路 (ubiquitin-proteasome pathway)

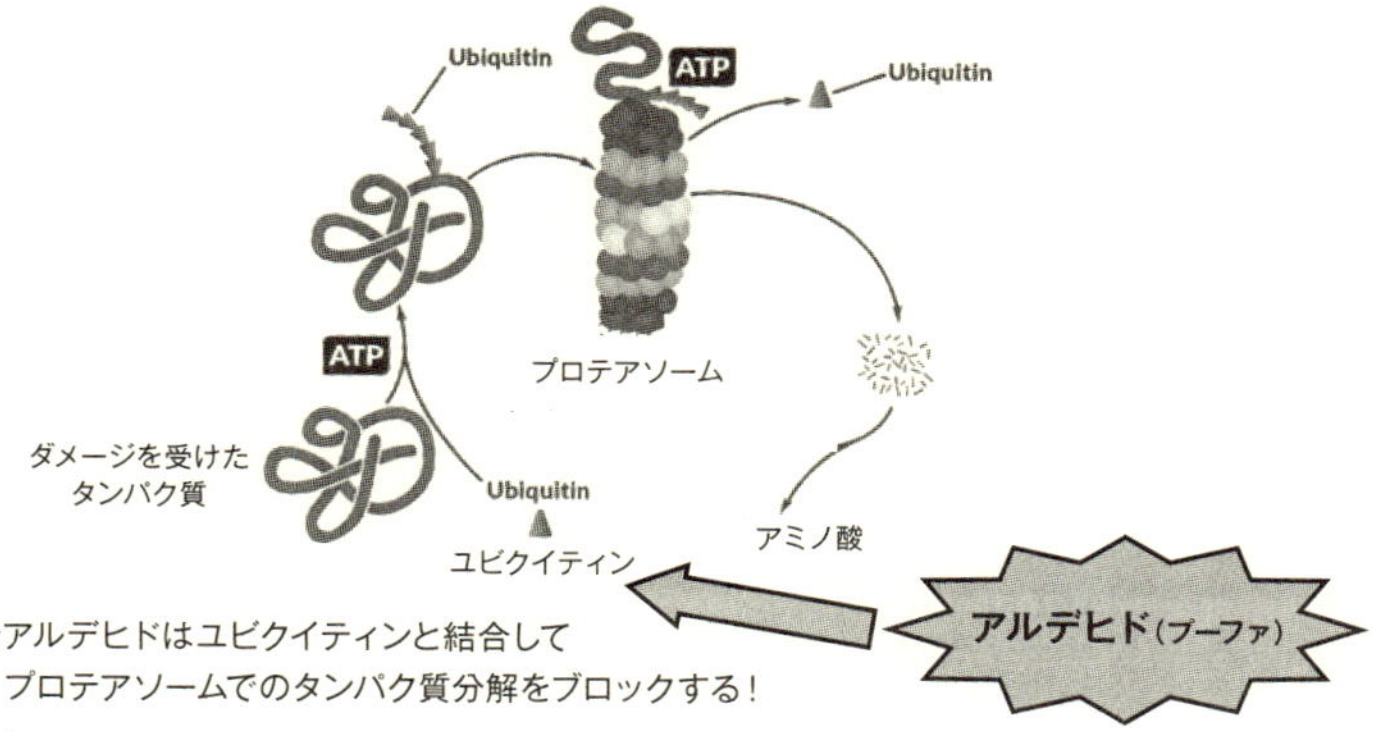

★アルデヒドはユビクイティンと結合して
プロテアソームでのタンパク質分解をブロックする！

↳ **アルツハイマー病、ガン**

Proc Natl Acad Sci U S A. 1987 Apr;84(7):1829-33
Med Res Rev. 2001 Jul; 21(4): 245-273

また変性異常タンパク質（炎症の原因となるゴミ）を分解するプロテアソームの作用もプーファの自動酸化でできるアルデヒドによってブロックされる。プーファによって生命場にゴミが蓄積する一方になる。この生命場の乱れによって、アルツハイマー病やガンが起こる。生命場のゴミの蓄積はシックネス・フィールド（病気の場）、キャンサー・フィールド（ガンの場）の特徴である。

する発ガン物質であることはお伝えしました。

プーファのオメガ6に関しては、直接的なガンの増殖作用およびエストロゲンの動員によって乳ガンリスクを高めることも分かっています。このプーファによって動員されたエストロゲンの影響（エピジェネティックス）は子孫にまで伝わります[336][337][338][339]。

さらに、プーファは細胞内のタンパク質の重要な機構にダメージを与えることでも発ガンを促します。アミノ酸がペプチドになり（一次構造）、二次構造そして三次構造になるのは、細胞内の「小胞体（ER：Endoplasmic Reticulum）」という器官です。ここでタンパク質が機能を持つように折りたたみや凝集という作業を行います。

この小胞体のタンパク質修復作業には「シャペロン」(chaperone：付添人、監視人）というタンパク質が活躍します。シャペロンは、小胞体でタンパク質の折りたたみ（三次構造）などをアシストするタンパクです（酵素ではない）。

近年になって、この小胞体にストレスがかかることでタンパク質の修復がうまくいかなくなり、ガン、糖尿病、動脈硬化やアルツハイマー病などの慢性病が起こることが注目されています[340][341][342][343]。

この小胞体にストレスを与えるのが、やはりプーファから自動酸化でできるアルデヒ

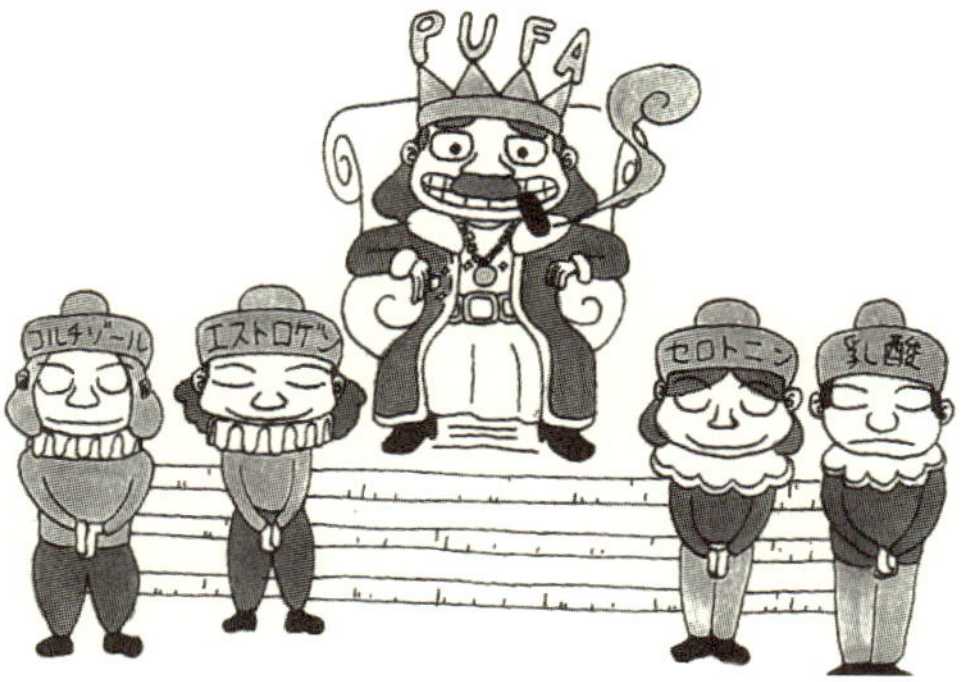

プーファはシックネス・サブスタンスの王様中の王様

ドです。アルデヒドは、小胞体の膜構造に結合して機能・構造にダメージを与えます[344][345]。またアルデヒドは、シャペロンにも結合してタンパク質の折りたたみにダメージを与えます[346][347]。

さらに折りたたみ異常でできた異常タンパク質を分解して、新陳代謝する細胞内タンパク質分解システムにも、アルデヒドはダメージを与えて発ガンを促します[348][349][350][351][352]。

代謝の側面からは、プーファ（オメガ3&6）はダイレクトにペルオキシソーム増殖因子活性化受容体（ＰＰＡＲγ）を活性化して脂肪酸新生と脂肪蓄積を促進します[353]。つまり、プーファはガンの脂肪中毒を促進する物質でもあるのです。

このようにプーファは、あらゆる側面で生命体のエントロピーを最大にさせる（秩序を崩壊させる）シックネス・サブスタンスに君臨している王様（King of Kings）なのです。

第6章

ガン安心療法

1 「ガン安心療法」とは何か

従来のガンに対する三大療法（手術、抗ガン剤、放射線）、免疫療法、あるいは飢餓《きが》療法は、すべてガン細胞を〝異物〟と見立てて攻撃する方法です。

前述したように、これらの方法では、ガンはさらに生き残ろうとして潜在能力を発揮します。またキャンサー・フィールド（ガンの場）をさらに悪化させてしまうために、ますます治療抵抗性の細胞へと変化（これを「悪性化」と呼んでいる）し、遠隔転移を促してしまいます。

みなさんも、もし街を歩いていて急に肩越しに殴られたり、激しい罵倒を浴びせられたりしたら怒るでしょう（現代医学の三大療法に代表される治療は、このような突然の理不尽で脈絡のない攻撃として受け取られる）。そしてこちらも自分の身を守るために戦闘態勢に入るはずです。ガン細胞も自分の細胞ですから、これとまったく同じです。

ただでさえも、ガン細胞は過剰なストレス（刺激）を受けて興奮している細胞です。

それをさらに興奮させるような刺激を与えるのは、まさに「火に油を注ぐ」ことになります（現在のガン治療はすべてこの典型例）。ガン細胞はさらに不安・恐怖・猜疑心の塊になり、増殖のスピードを速めます。

それより、むしろ効果的なのは、ガン細胞を〝安心〟させてあげることです。過剰なストレスを軽減し、「安心していいよ」というサインを送ってあげること。それによって、ガンは無秩序な増殖を止めますし、エネルギーが十分にあれば正常細胞に戻ることすら可能です。前述したように、進行ガンの状態でも、数パーセントは自然縮退が認められている事実がそれを物語っています。

安心・安全の「場」が崩れればどうなるでしょうか？

海鳥の親はたくさんの子供にエサを運び、甲斐がいしく面倒をみます。この海鳥の親にコルチゾール（ストレスホルモン）を注射した実験があります[354]。人工的に海鳥の親をストレスの「場」に置くのと同じ状況を作りました。さて、この親鳥はどうなったのでしょうか？

親鳥は、子供にエサをあまり運んでこなくなりました。それだけでなく、子供と一緒

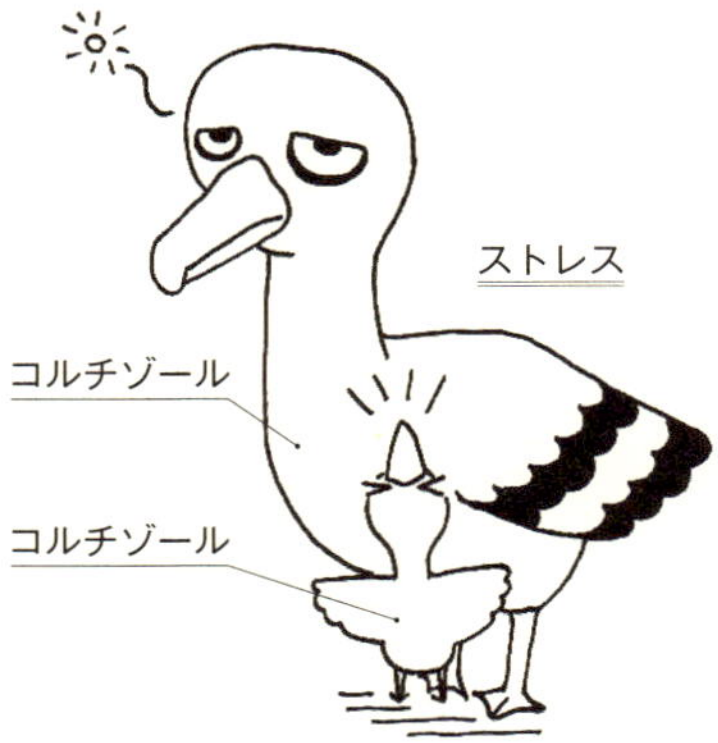

生命体は場によって変化する！

にいる時間が激減したのです。

今度は子供にコルチゾールを注射しました。そうすると、過剰なほど激しく親鳥にエサを要求するようになりました。

いずれも、ストレスを人工的にアップさせると生命場が安心・安全の「場」でなくなることで、病的な我（ego：イーゴ〈エゴ〉）が露出したのです。まるでジキルとハイドのように変化したのです。

まさにこれは細胞レベルで見ると、安心・安全の「場」がなくなると、健全な細胞（秩序だった成長・増殖）から病的な細胞（無秩序に増殖）へと変化するということなのです。

ガン安心療法は、これとは逆のことを行います。不安・恐怖・猜疑心に満ちたキャンサー・フィールド（ガンの場）を安心・安全の「場」、すなわち健康の場（ヘルスィネス・フィールド）に変えることで、ガン細胞を安心させて秩序を取り戻してもらう治療です。従来の治療とは正反対のパラダイムです。

具体的には、

①キャンサー・フィールド（ガンの場）を形成しているさまざまな炎症性物質やホルモンをブロックすること（↓安心のサインを与える）

②エネルギー代謝を高めること（↓増殖に秩序を回復させる）

この二つを同時に行い、ガンの場を改善してガン細胞に安心を与えます。

それではガン安心療法の各論をお伝えしていきましょう。

2 まずは暴徒を鎮めよ
——キャンサー・フィールドの主体となる物質の軽減

晴天の日の駅前。たくさんの人で埋め尽くされているある集会場に、いきなり催涙弾《さいるいだん》が投げ込まれました。大衆は何が起こったのかは分かりませんが、とにかくパニック状態に陥ります。

このとき、一部が暴徒化して、さらにパニック状態を拡大させます。

さて、このような状況下で大衆のパニック状態を落ち着かせる最善の方法は何でしょうか？

何が投げ込まれたのかを確かめることでしょうか？

誰が混乱を引き起こしたのかを突き止めることでしょうか？

いや、これらを今真っ先に行うことではありません。

最優先されるべきは、まずはこれ以上のパニックの連鎖を引き起こさないように暴徒を鎮めることです。暴徒を鎮圧すれば、各自が冷静になってパニック状態から脱出でき

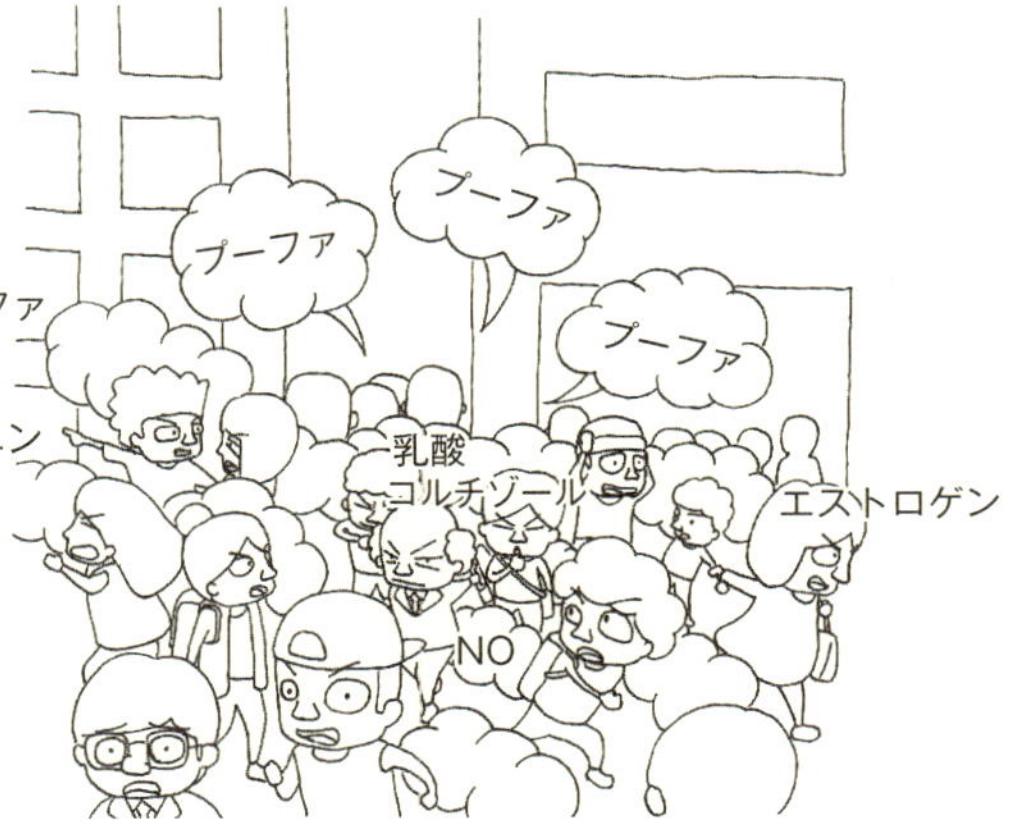

ガンの場では暴徒がパニックを増強

ます。

本当の原因（還元ストレス）追究はその後（あるいは同時）にじっくりと取り組めばよいのです。

実は、ガンが進行している「場」（キャンサー・フィールド）の状態とは、パニックを連鎖的に引き起こすべく暴徒が過激な煽動を行っている「場」と同じになっています。

キャンサー・フィールドもこれ以上「場」を荒らさないように、まずは暴徒を鎮圧することが最優先されます。そして過剰な刺激やダメージを鎮めて、そしてじっくりと原因究明と根本原因にアプローチしていけばよいのです。

キャンサー・フィールドにおける暴徒とは何でしょうか？　それは、シックネス・フィールド（病気の場）を引き起こす還元ストレス、および前述した還元ストレスによって活性化させるシックネス・サブスタンス群（病気を引き起こすストレス物質群）です。

3　暴徒の主犯格・ストレスホルモンを鎮めよ

場をかき乱す暴徒のトップバッターは、アドレナリン、コルチゾール、エストロゲン、セロトニン、アルドステロン、そして下垂体前葉ホルモン（成長ホルモン、乳汁分泌ホルモンなど）といったストレスホルモンです。

これらのストレスホルモンはリポリシス（脂肪分解）を起こして、プーファを遊離脂肪酸（FFAs : free fatty acids）として血液中に放出します。これは「場」をさらに刺激・興奮させてキャンサー・フィールドを強化します。

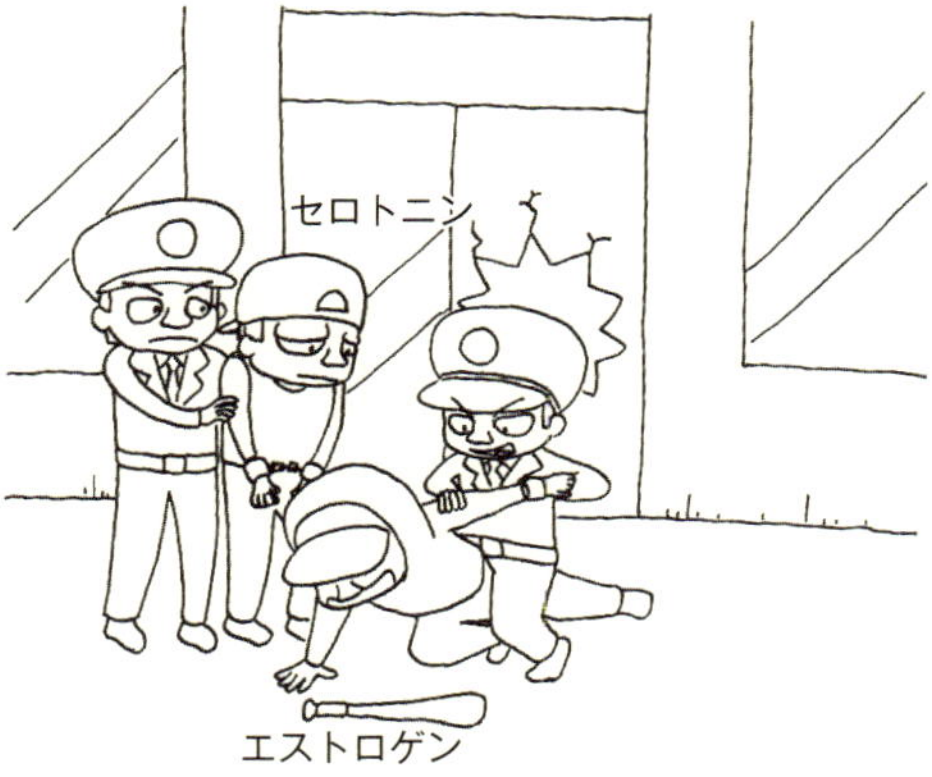

まずは生命場を荒らす暴徒を鎮めよ！

ちなみにプーファは、コルチゾール、エストロゲン、アルドステロン、セロトニンといったストレス物質の細胞レベルでの産生をアップさせるのでまさに悪循環です[355][356][357][358][359][360][361]。プーファの害悪は、自動酸化されて発ガン物質のアルデヒド（ＲＣＣｓ）を産生するだけではありません。プーファの存在自体がストレスホルモンという〝暴徒〟を呼び起こすのです。

このストレスホルモンという暴徒を抑えるのは、意外に思われるかも知れませんが、ビタミン類、特に脂溶性ビタミンが大変有効です。

抗コルチゾールで有効なビタミンとしては、ナイアシノマイド（ビタミンB_3）、ビタミンB_6、ビタミンA、ビタミンDがあります[362][363][364][365][366][367]。

抗エストロゲンとしては、ビタミンB_1、B_2、B_3（ナイアシノマイド）、ビタミンA、D、E、Kが挙げられます[368][369][370][371][372][373][374][375][376][377]。あるいはカフェイン、メチレンブルーなども抗エストロゲン作用を通じてガンの増殖を抑えます[378][379]。

もちろん、エストロゲン作用の強い大豆（genistein：ジェネスティーン）、農薬（DDT、グライフォセエイト［ランドアップ］）、タバコの煙などにも留意しましょう。

抗セロトニン作用をもつものにはビタミンB_2があります[380][381][382]。また、カフェインにも抗セロトニン作用があります[383]。

抗アドレナリンとしては、やはり糖・果糖をしっかり摂取することにつきます。糖・果糖は最大のストレス防御物質です[384][385][386]。

私にとってビタミンは単なるサプリメントではなく、根本治癒物質としての認識があるのは、このような作用があるためです。

また、抗アルドステロンとしては、塩をしっかり摂取することが肝要です。ナトリウムの摂取量が四〜五g／日（食塩として一二〜一五g／日）を下回るとアルドステロンだけでなく、セロトニンもたちまち上昇します[387]。厚生労働省が推奨している日本人の食塩摂取量の目標値は、男性は九g／日未満、女性は七・五g／日未満ですから、この目標値ではストレスホルモンをアップさせて、キャンサー・フィールドを強化してしまいます。

4 エンドトキシン（内毒素）を抑えろ

キャンサー・フィールド（ガンの場）を強化する暴徒の一つであるエンドトキシン（内毒素）にも留意しないといけません。

エンドトキシンが増加するのは、私たちの消化管が消化できなくて、かつ腸内微生物（バクテリア）が発酵できるタイプの食べ物です。

穀物や豆類に含まれる食物繊維や紅藻類から抽出したカラギナン（carrageenan：キ

ャラジーナン）、グアガムなどの増粘剤などは、私たちの消化管が分解・消化できないために、腸内バクテリアの恰好のエサになります[388]。

腸内バクテリアが増殖すると小腸細菌異常増殖症（Small intestinal bacterial overgrowth［SIBO：シーボ］）が起こります[389]。通常、特に上部小腸にはほとんど細菌はいませんが、バクテリアは大腸での増殖によって小腸内まで充満してきます。これによって発生するエンドトキシンが小腸から全身の血液循環に入っていきます[390][391][392]。

したがって、消化の悪い食物繊維の摂取は控えるようにしましょう。その一方でセルロースは、微生物でも発酵できません。したがって、セルロースを豊富に含むニンジン、キノコ類、タケノコなどは、小腸内のバクテリアの増殖を防ぎ、むしろエンドトキシンを吸着してくれるため小腸内のバクテリアの増殖を防ぐのに非常に有効です。

抗エンドトキシンの物質としては、ライボフレイビン（ビタミンB_2）[393][394]、ナイアシノマイド（ビタミンB_3）[395][396]、ビタミンA[397]、ビタミンD[398][399]なども有効です。

5 細胞内を、刺激・興奮状態＝還元状態（アルカリ性）から安心・安全の状態＝酸化状態（酸性）へ

キャンサーフィールド（ガンの場）では、乳酸が蓄積します。この乳酸蓄積（「代謝性アシドーシス」という）によって、代償的に過呼吸になるため細胞内および血液中の二酸化炭素（CO_2）濃度が低下します[400]。二酸化炭素（CO_2）濃度は細胞内を弱酸性にキープする役割を持っていますから、乳酸蓄積では細胞内がアルカリ性に傾きます。これで「還元ストレス」が加速します。

しかし、体内（細胞内）の二酸化炭素（CO_2）濃度を高めると、細胞内が還元状態から酸化状態に変わります[401]。さらに二酸化炭素（CO_2）は、病的な脂肪新生をストップさせ、細胞のエネルギー代謝を糖の燃焼へと切り替えます[402]。

二酸化炭素（CO_2）は、健康の場で、細胞・組織への血流を増やす（血管を拡張させる）物質ですから、エネルギー源になる糖・酸素を充足させてくれます。まさに健康の場（ヘルスィネス・フィールド）の中心物質です。

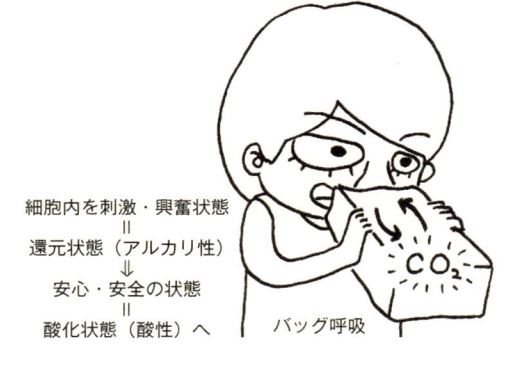

二酸化炭素は細胞内を安心・安全の場にするミラクル物質

二酸化炭素（CO_2）濃度を高める方法としては、ゆったり鼻呼吸することを意識してください。口から息を吐くような激しい運動は禁物です。また、あまりおしゃべりをしないことも大切です。コミュニケーンの問題に支障を来《きた》さない範囲で、一週間に何度かは意識して口を閉ざす日を設けてください。文字通り「沈黙は金なり」です。

過剰に話すことは、体内の二酸化炭素濃度を低下させるだけでなく、脳細胞を興奮させてセロトニン（病気の場の主要ファクターの一つ）を増やす原因にもなります。

また定期的なバッグ呼吸（bag breathing）も、ガンに限らず、あらゆる慢性病に大変有効です。これはよく救急車で運ばれるパニック障害で過呼吸になっているときの治療法でもあります。バッグ（紙バッグ）の中に自分の吐いた二酸化炭素が蓄積していくために、高濃度の二酸化炭素を吸い込むことが可能になります。バッグ呼吸で酸素濃度が低下してきますから、低酸素で気分が悪くならない程度まで行ってください。

薬剤では高山病などに使用される「アセタゾラマイド（acetazolamide）」は、還元ストレスで上昇する炭酸脱水素酵素（CA：carbonic anhydrase）をブロックし、細胞内CO_2濃度を高める作用があります。これと同じ作用を持つものがビタミンB_1（サイアミン）です[403]。

6 還元ストレスを引き起こす本丸 ――〝プーファ〟とガンのアキレス腱〝脂肪中毒〟を止めろ

まずは還元ストレスそのものを引き起こすプーファ（多価不飽和脂肪酸：オメガ3＆6）を食事から極力排除しなければなりません。

そしてプーファはガンのアキレス腱でもあります。脂肪中毒のアキレス腱を断つには、脂肪の新生、リポリシス（脂肪の分解）、脂肪の燃焼（β酸化）、そして脂肪の蓄積を防ぐことを総合的に行うことが必須です。これらガン細胞で亢進している脂肪中毒を止めることでガン細胞を正常化あるいは死滅させることができます。

それから脂肪新生を抑えるには、コック博士が研究していたクワイノン（quinones）、アスピリンが有力です[404][405][406]。クワイノンはハーブに多く含まれる成分で、アロエの末梢、ルバーブ（Rhubarb）、センナ、大黄やセイヨウオトギリソウ（ハイペリカム：Saint John's wort）に含まれています。ビタミンK（MK－4）やテトラサイクリンもクワイノンの仲間です。

長年みなさんの脂肪に蓄積したプーファが血中に放たれて遊離脂肪酸（FFAs：free fatty acids）になる脂肪分解（リポリシス：lipolysis）もブロックしなければなりません。リポリシスを抑えるだけでもガン細胞が死滅していくことも報告されています[407]。リポリシス（脂肪分解）を抑える物質としては、ナイアシノマイド、アスピリンが有力です[408][409][410]。

脂肪の燃焼（ファットバーン）を抑えることもガンの治療で有望視されています[411]。脂肪の燃焼のブロックについては、パルミチン酸（飽和脂肪酸）、アスピリン、シャラポア選手で話題にのぼったミルドロネイト（Mildronate）が有効です[412][413][414][415][416][417][418]。

ちなみに、アスピリンの有効成分であるサリチル酸は果物にエステル体（サリチル酸メチル）として豊富に含まれています。アスピリンはガン細胞を正常化させることが近年注目を浴びるようになっています[419]。これはアスピリンがガンの脂肪中毒というアキレス腱を断つことができるからです。ただし、医薬品業界では特許の切れた古い薬なので、アスピリンの抗ガン作用の研究には資金が下りません。

また発ガン物質であるアルデヒドの発生において、プーファとセットである重金属、特に鉄、水銀、カドミウム、ヒ素などにも留意しておかなくてはなりません。これらは、すべてミトコンドリアの電子伝達系をブロック（ＴＣＡ回路もブロック）することで、前述したように還元ストレスをもたらすからです。

鉄は還元状態で、プーファの自動酸化を促進していきます。さらにはエンドトキシンを発生させるバクテリアのエサにもなります。鉄分の多い食べ物の過剰摂取は避けてください（鉄剤はもってのほかです）。鉄なべや鉄のフライパンなども使用は控えましょう。

7　糖・果糖のエネルギー代謝を高めよ

還元ストレスを止めるためにも、糖・果糖のエネルギー代謝（ミトコンドリアまでの完全燃焼）を高めなければなりません。甲状腺ホルモンはその中心です。そして、糖・果糖の代謝で重要な細胞質⇓ミトコンドリアに入る関門であるピルビン酸脱水素酵素（ＰＤＨ）を活性化することが肝要です。細胞内での過剰な糖の発酵（解糖系）を防ぐことで乳酸の蓄積をなくすことができます。

ピルビン酸脱水素酵素（ＰＤＨ）は、果糖、サイアミン（ビタミンB_1）、ライボフレイビン（ビタミンB_2）などが代表的な物質です。またパルミチン酸（飽和脂肪酸：糖、果糖を五〇〇g／日以上摂取した場合に転換されるココナッツオイルにも含まれる）は、糖の発酵を抑えて糖・果糖のエネルギー代謝を高めます[420][421]。

また、ミトコンドリアでの電子伝達系での電子の渋滞（それによるフリーの電子の漏出⇒プーファの自動酸化）を防ぐためにも、電子を受け取る物質「電子受容体（electron acceptor：エレクトロン・アクセプター）」は非常に有用です。

コック博士のクワイノンをはじめ、メチレン・ブルーなども有効な電子受容体であり、糖・果糖のエネルギー代謝あるいは甲状腺ホルモンの働きをスムーズに高めてくれます[422][423][424][425][426][427][428][429]。電子受容体は細胞内還元状態を初期設定の酸化状態に戻してくれるのです。

8　高い意識のエネルギー・フィールドに身を置く

最後にキャンサー・フィールド（ガンの場）をヘルシィネス・フィールド（健康の場）に変えるためにも是非心がけて頂きたいことは、高い意識のエネルギー場に身を置くことです。

今まで、細胞レベルの詳細な根本治療をお伝えしました。それと同時に大切なのは、自分という個体というマクロの存在もヘルシィネス・フィールド（健康の場）に置くということです。つまり、細胞レベルのエネルギー代謝を高めるというミクロ（マイクロ）のアプローチと自分の体と意識を取り巻く場の環境を整えるというマクロのアプローチの両方を行う必要があるということです。

特に意識に関しては、『POWER vs. FORCE』（David R. Hawkins M.D. Ph.D.）、自分を取り巻くエネルギー・フィールドでは『The Subtle Body: An Encyclopedia of Your Energetic Anatomy』（Cyndi Dale）などに詳述されています。

意識レベルの低い人たちや環境に身を置くと、知らず知らずのうちに自分もそのエネルギー場に巻かれていきます。羞恥心、罪悪感、無気力、恐怖、欲望、怒り、プライドなどが渦巻いている環境に身を置いてはなりません。これらの低い意識レベルはエゴ（幻です）から発せられるシックネス・エモーション（病気の感情）です。またそのような意識レベルの低い治療者からはすぐに離れないといけません。

意識レベルの低いフィールドにいる治療者は、必ずあなたを依存関係にさせます。これは人間関係に置いても同様です。

依存ではなく、自分と伴走してくれる意識レベルの高い治療者やヒーラーをみつけましょう。そして勇気、俯瞰、中立な理性、無条件の愛、喜び、感謝に満ちた「安心・安全の場」に身を置きましょう。そして「安心・安全の場」に身を置いたあなたから発せられるパワフルな感情（ヘルシィネス・エモーション）は、また健康の場を強化していきます。それがガンの根本治癒だけでなく、あなたの無限の潜在能力を引き出します。

※

以上、キャンサー・フィールド（ガンの場）をヘルシィネス・フィールド（健康の場）に変えることで、不安と疑心暗鬼が頂点に達しているガン細胞を安心させてあげる「ガン安心療法」の真髄をお伝えいたしました。

ヘルシィネス・フィールド（健康の場）を形成する上でも最重要な食事内容は、すでにいくつかの拙著やパレオ協会のホームページなどで「原始人食アップデート版」としてお伝えしております。これは、キャンサー・フィールドを強化する暴徒を鎮め、糖・

果糖のエネルギー代謝を高める食事内容ですので、併せて行っていただければ幸いです。

ガン細胞は、私たちの正常細胞がエネルギー不足のためにやむなく変態して生き残った私たち自身の細胞です。心身共に傷ついたガン細胞を癒してあげられるのは、あなただけです。もうこれ以上、ガン細胞を痛めつけるのではなく、本当に安心・安全の場を与えてあげてください。きっとガン細胞もそれに応えてくれるはずです。

おわりに

『根本治療――「エネルギー量子医学」の誕生』

サイエンスの世界は元々、因果関係を探索するもので、『why』に応えるものではありません。

エハン・デラヴィさんからご紹介して頂いた『Power or Force』(David R. Hawkins, M.D., Ph.D.) からすれば、サイエンス自体がまだまだ低い意識レベルにあります。

高い意識レベル（powerが高い）では、因果関係はもはやない（色即是空）からです。

サイエンスを突き詰めていくと、原因が何世代前にも遡ることもでき（エピジェネテックス）、かつ現代社会の様々な問題（低いアトラクター・フィールド　attractor field：生命体をひきつける「場」）とも絡んでいる複雑系であることが分かるので、この因果関係は特定できないことが分かります。

おそらく高いattractor field（高い意識レベルの場）に入ると病気の治癒だけでなく

すべてが変わるのは、その場（field）の影響でライフスタイルから意識まで変わってしまうからだと思います。

私がお伝えしてきたことは、そのライフスタイルとはどのようなものかを高いレベルのサイエンス（低いレベルのサイエンスもたくさんあります）からアプローチしていること。そして今回、細胞レベルから場を変えることを提唱いたしました。その両方を貫くものは、やはり糖・果糖のエネルギー代謝です。

自分がまだまだ意識レベルが低いことに時間を費やしているということを痛感させられます。本編に書いてきたことは、治療者あるいはヒーラーとしての自分への戒めでもあります。

したがって、細胞レベルでもそして個体レベルでも「安心・安全の場」を作り上げ、そして高い意識レベルのフィールドに入ることが、今回のガンを含めた慢性病が治癒に向かう本質だと確信しています。この高い意識レベルの場こそは健康の場に他なりません。

私たちがエネルギー場に与えた影響は、反射されて必ず私たちに還ってきます。私たちが「安心・安全の場」に入ると同時に、私たちからも高い意識レベルのエネルギーを放散して健康の場を強化していきましょう。そうすれば、さらに高いエネルギー場が私たちに応えてくれます。

本著の執筆を契機として、以前から温めていた構想がいよいよ具現化していきます。このミクロとマクロの両方のレベルからの根本治癒を量子レベルからも研究していく新しい学問を「エネルギー量子医学」と名付け、これからたくさんの治療家を養成していく準備を進めております。苦しんでいる人々（人間だけでなく生命体、地球環境も含める）と一緒に伴走してくれる方々。そして、健康の場をさらに強化してくれる仲間をたくさん募りたいと思っております。

私は現在もガンや難病と診断されて相談してこられた方に継続的に場の理論に基づいた「ガン安心療法」を指導させて頂いております。

「ガン安心療法」で一人でも多くの方が救われることを祈念して筆をおきたいと思います。

今回はプロのイラスト家の石澤拓也さんのご助力頂き、イメージ通りの挿絵を描いて頂きました。そして、鉱脈社のスタッフの皆さんにも前作同様に多大なご尽力いただきました。この場を借りて深謝いたします。

[412] Hepatology. 2017 Aug ; 66 (2) : 432-448
[413] Antioxid Redox Signal. 2001 Feb ; 3 (1) : 71-9
[414] J Mol Cell Cardiol. 2000 Mar ; 32 (3) : 511-9
[415] Pharmacol Ther. 1995 ; 67 (1) : 101-54
[416] Biochim Biophys Acta. 1999 May 31 ; 1454 (1) : 115-25
[417] Br J Pharmacol. 2015 Mar ; 172 (5) : 1319-32
[418] J Cardiovasc Pharmacol. 2006 Mar ; 47 (3) : 493-9
[419] Lab Invest. 2015 Jul ; 95 (7) : 702-17
[420] Am J Physiol. 1997 Nov ; 273 (5 Pt 1) : C1732-8
[421] Metabolism. 2014 Feb ; 63 (2) : 283-95
[422] FEBS Lett. 1997 Jul 21 ; 412 (1) : 157-60
[423] J Exp Med. 1930 Aug 31 ; 52 (3) : 447-56
[424] Bratisl Lek Listy. 1995 Nov ; 96 (11) : 586-7
[425] Physiol Res. 1993 ; 42 (3) : 171-4
[426] Sb Lek. 1995 ; 96 (4) : 319-22
[427] FASEB J. 2008 Mar ; 22 (3) : 703-12
[428] J Anaesthesiol Clin Pharmacol. 2010 OctDec : 6 (4) : 517-520
[429] Photomed Laser Surg. 2006 Aug ; 24 (4) : 528-31

[372] Life Sci. 2007 Feb 13 ; 80 (10) : 945-9
[373] J Nutr Biochem. 2011 Jun ; 22 (6) : 522-6
[374] Endocrinology. 2010 Jan ; 151 (1) : 32-42
[375] Nutr Cancer. 2005 ; 52 (1) : 43-8
[376] FASEB J June 2004 18 : 1019-1021
[377] Life Sci. 2005 Apr 8 ; 76 (21) : 2473-82
[378] Clin Cancer Res. 2015 Apr 15 ; 21 (8) : 1877-87
[379] Radiology. 1989 Apr ; 171 (1) : 105-7
[380] Can J Biochem 1965 ; 43 : 1305-1318
[381] Biochem Pharmacol. 1980 Oct 1 ; 29 (19) : 2693-4
[382] Cell Mol Neurobiol. 1981 Dec ; 1 (4) : 351-9
[383] Cell Mol Neurobiol. 1993 Jun ; 13 (3) : 247-261
[384] Eur J Appl Physiol Occup Physiol. 1999 ; 80 : 92-9
[385] Physiol Behav. 2000 ; 70 : 333-42
[386] Life Sci. 1987 ; 40 : 1761-8
[387] Lancet. 2016 Jul 30 ; 388 (10043) : 465-75
[388] Proc Soc Exp Biol Med. 1986 Dec ; 183 (3) : 299-310
[389] Gastroenterol Hepatol (N Y) . 2007 Feb ; 3 (2) : 112-122
[390] J Gastroenterol Hepatol. 2016 Jan ; 31 (1) : 213-21
[391] Am J Gastroenterol. 2002 Sep ; 97 (9) : 2364-70
[392] Gut. 2002 Jan ; 50 (1) : 136-138
[393] J Vet Med Sci. 1995 Aug ; 57 (4) : 599-602
[394] Infect Immun. 2004 Mar ; 72 (3) : 1820-3
[395] Front Med (Lausanne) . 2016 Nov 29 ; 3 : 60
[396] Proc Natl Acad Sci U S A. 2016 Nov 22 ; 113 (47) : 13450-13455
[397] Inflammation. 2013 Apr ; 36 (2) : 426-33
[398] Eur J Immunol. 2006 Feb ; 36 (2) : 361-70
[399] Int J Clin Exp Med. 2015 Oct 15 ; 8 (10) : 18041-9
[400] Respir Physiol Neurobiol. 2003 Oct 16 ; 138 (1) : 37-44
[401] Ukr Biokhim Zh (1978) . 1995 May-Jun ; 67 (3) : 84-92
[402] Ukr Biokhim Zh. 1977 Sep-Oct ; 49 (5) : 86-93
[403] J Enzyme Inhib Med Chem. 2013 Apr ; 28 (2) : 316-9
[404] Mol Med Rep. 2017 Apr ; 15 (4) : 2163-2173
[405] Chin Med J (Engl) . 2002 Jul ; 115 (7) : 1035-8
[406] Toxicology. 1982 ; 24 (1) : 33-43
[407] Nature. 2016 Oct 6 ; 538 (7623) : 109-113
[408] Experientia. 1966 Oct 15 ; 22 (10) : 658-9
[409] Acta Diabetol Lat. 1981 ; 18 (1) : 27-36
[410] J Pharm Pharmacol. 2002 Apr ; 54 (4) : 577-82
[411] Nat Rev Cancer. 2013 Apr ; 13 (4) : 227-32

[335] Cell Metab. 2013 Aug 6；18（2）：153-61
[336] Proc Natl Acad Sci U S A. 1974 Oct；71（10）：3976-8.
[337] Nutrition 1999 May；15（5）：392-401
[338] Mol Cell Biochem 1998 Nov；188（1-2）：5-12
[339] Proc Natl Acad Sci U S A 1997 Aug 19；94（17）：9372-7.
[340] Cell. 2017 Feb 9；168（4）：692-706
[341] J Cancer Prev. 2014 Jun；19（2）：75-88
[342] Annu Rev Med. 2012；63：317-328
[343] Cell Death Differ. 2006 Mar；13（3）：385-92
[344] J Biol Chem. 2011 May 20；286（20）：18170-18180
[345] Biochimie. 2013 Jan；95（1）：74-8
[346] J. Biol. Chem. 2012；287：11398-11409
[347] Cell. 2015 Jun 18；161（7）：1527-38
[348] Proc Natl Acad Sci U S A. 1987 Apr；84（7）：1829-33
[349] Med Res Rev. 2001 Jul；21（4）：245-273
[350] Mol Aspects Med. 2003 Aug-Oct；24（4-5）：195-204
[351] FEBS Lett. 2004；578：217-223
[352] Med Res Rev. 2001 Jul；21（4）：245-273
[353] Prostaglandins Leukot Essent Fatty Acids. 2010 Apr；82（4-6）：211-218

第6章

[354] Journal of Ornithology January 2017, Volume 158, Issue 1, pp 145-157
[355] Endocr Res. 2002 Nov；28（4）：325-30
[356] J Nutr Sci. 2015 May 4；4：e16
[357] Am J Physiol Regul Integr Comp Physiol. 2003 Jun；284（6）：R1631-5
[358] J. Clin. Endocrinol. Metab. 2003；88：2810-281
[359] Hypertension. 2004 Feb；43（2）：358-6
[360] Biochem Mol Biol. 1992 Aug；42（7）：729-36
[361] Human Reproduction Update, 2010, Volume 17, Issue 3, Page 383-396
[362] J Med Chem. 2012 Jun 28；55（12）：5951-64
[363] J Nutr Sci Vitaminol（Tokyo）. 1995 Jun；41（3）：363-75
[364] Med Hypotheses. 2000 May；54（5）：808-13
[365] Nutr Metab（Lond）. 2014 Sep 25；11（1）：45
[366] Nutr J. 2011；10：70
[367] Endocrine Abstracts（2015）38 P204
[368] The Journal of Biological Chemistry 1944（June 1）,154, 79-86
[369] Neuromolecular Med. 2009；11（1）：28-42
[370] Carcinogenesis. 2010 Mar；31（3）：382-7
[371] Oncogene（2005）24, 4362-4369

[295] Biochem J. 2002 May 15 ; 364 (Pt 1) : 309-15
[296] Trends Biochem Sci. 2014 Aug ; 39 (8) : 347-354
[297] Biol Rev Camb Philos Soc. 2015 Aug ; 90 (3) : 927-963
[298] Oncotarget. 2016 Jan 19 ; 7 (3) : 2910-20
[299] Oncogene. 2015 Apr 23 ; 34 (17) : 2239-50
[300] Recent Results Cancer Res. 2010 ; 180 : 15-34
[301] J Orthop Res. 2004 Nov ; 22 (6) : 1175-81
[302] Proc Natl Acad Sci U S A. 2011 Dec 6 ; 108 (49) : 19611-6
[303] Mol Cell Biuochem 2010 ; 341 (1-2) : 149-57
[304] Nat Commun. 2013 ; 4 : 2236
[305] J Biol Chem. 2013 Oct 25 ; 288 (43) : 31363-9.
[306] Cancer Res. 1953 Jan ; 13 (1) : 27-9
[307] Proc Natl Acad Sci U S A. 2013 May 28 ; 110 (22) : 8882-7
[308] Cell Rep. 2014 Oct 9 ; 9 (1) : 349-65
[309] Nat Commun. 2016 Apr 5 ; 7 : 11199
[310] Cell Metab. 2008 ; 7 : 11-20
[311] J Cancer Prev. 2013 ; 18 : 221-6
[312] J Lipid Res. 2004 Jul ; 45 (7) : 1324-32
[313] Nature. 2011 Nov 20 ; 481 (7381) : 380-4
[314] Nature. 2011 Nov 20 ; 481 (7381) : 385-8
[315] Nature. 2011 Nov 20 ; 481 (7381) : 380-4
[316] Nat Med. 2014 Oct ; 20 (10) : 1193-8
[317] J Clin Invest. 2013 Sep ; 123 (9) : 3678-84
[318] Cell. 2014 Dec 18 ; 159 (7) : 1591-602
[319] Cell. 2014 Dec 18 ; 159 (7) : 1603-14
[320] Cancer Metab. 2014 Dec 11 ; 2 : 23
[321] Cancer Cell. 2015 Jan 12 ; 27 (1) : 57-71
[322] Pancreas. 2005 Mar ; 30 (2) : 99-104
[323] Trends Cell Biol. 2016 Mar ; 26 (3) : 190-201
[324] Nat Med. 2016 Apr ; 22 (4) : 427-32.
[325] Metabolites. 2016 Dec ; 6 (4) : 33
[326] Proc Natl Acad Sci U S A. 1974 Oct ; 71 (10) : 3976-8.
[327] Nutrition 1999 May ; 15 (5) : 392-401
[328] Mol Cell Biochem 1998 Nov ; 188 (1-2) : 5-12
[329] Proc Natl Acad Sci U S A 1997 Aug 19 ; 94 (17) : 9372-7
[330] Curr Opin Clin Nutr Metab Care. 2017 Apr 11
[331] Mol Cancer. 2017 Apr 11 ; 16 (1) : 76
[332] J Cancer Prev. 2016 Dec ; 21 (4) : 209-215
[333] Nat Rev Cancer. 2016 Nov ; 16 (11) : 732-749
[334] Neuro Oncol (2017) 19 (1) : 43-54

[255] Biochem Biophys Res Commun. 2000 Oct 14 ; 277 (1) : 128-33
[256] Lipids. 1997 May ; 32 (5) : 497-506
[257] Braz J Med Biol Res. 2000 Mar ; 33 (3) : 355-61.
[258] J Biol Chem. 1946 Aug ; 164 (2) : 521-7
[259] Transl Psychiatry. 2015 Nov 17 ; 5 : e681
[260] J Biol Chem. 1996 Feb 9 ; 271 (6) : 3141-7
[261] Cell Mol Gastroenterol Hepatol. 2017 May ; 3 (3) : 484-499
[262] Oncogene. 2008 Oct 6 ; 27 (45) : 5904-12
[263] Cell. 2005 May 6 ; 121 (3) : 335-48
[264] Nat Cell Biol. 2015 Jun ; 17 (6) : 816-26
[265] Elife. 2016 Feb 27 ; 5 : e10250
[266] Nat Rev Cancer. 2015 Apr ; 15 (4) : 225-37
[267] Nat Med. 2011 Oct 30 ; 17 (11) : 1498-503
[268] Cancer Res. 2015 Feb 1 ; 75 (3) : 544-53
[269] Nature. 2015 Aug 20 ; 524 (7565) : 361-5
[270] Clin Cancer Res. 2015 Nov 15 ; 21 (22) : 5037-46
[271] Science 2010, 330, 1344-1348
[272] Genes Dev. 2011 Mar 1 ; 25 (5) : 460-70
[273] Genes Dev. 2011 Apr 1 ; 25 (7) : 717-29
[274] Science. 1956 Aug 10 ; 124 (3215) : 269-70
[275] Science. 1956 Aug 10 ; 124 (3215) : 269-70
[276] Cell Metab. 2008 ; 7 : 11-20
[277] Nat Rev Cancer. 2007 ; 7 : 763-77
[278] J Cancer Prev. 2013 ; 18 : 221-6.
[279] Nature. 2011 ; 481 : 380-384
[280] Nature. 2011 ; 481 (7381) : 385-388
[281] PNAS. 2011 ; 108 : 19611-19616
[282] Pigm Cell Res. 2012 ; 25 (3) : 375-383
[283] Cancer Chemother Pharmacol. 2013 Feb ; 71 (2) : 523-30
[284] Nat Rev Cancer. 2012 Oct ; 12 (10) : 685-98
[285] Cancer Cell. 2007 Jan ; 11 (1) : 37-51
[286] Cancer Cell. 2006 Jun ; 9 (6) : 425-34
[287] Sci Transl Med. 2010 May 12 ; 2 (31) : 31ra34
[288] Biochem J. 1983 Sep 15 ; 214 (3) : 725-736
[289] Metabolic Interconversion of Enzymes 1975 pp 136-141
[290] Nature. 2014 ; 514 : 628-32
[291] J Clin Invest. 2015 ; 125 : 42-6
[292] Cancer Cell. 2007 Jan ; 11 (1) : 37-51
[293] Cancer Cell. 2006 Jun ; 9 (6) : 425-34
[294] Sci Transl Med. 2010 May 12 ; 2 (31) : 31ra34

[218] Biochemistry（Mosc）. 2008 Jul；73（7）：763-75
[219] Cancer Res. 1983；43：4822-4827
[220] Acta Oncol. 1995；34：3-21
[221] Mutat Res. 1977；47：53-74
[222] Quarterly Review of Biology, 1952、27（2）, pp. 169-200
[223] Anticancer Research, 2004, 24, pp. 1003-1010
[224] Eur J Pharmacol. 1994 Aug 11；261（1-2）：185-97
[225] Pharmacol Rev. 2003 Jun；55（2）：271-324
[226] Exp Eye Res. 2000 Jan；70（1）：61-72
[227] Methods Mol Biol. 2015；1220：141-54
[228] Science, 341（2013）, p. 1236361
[229] Sci Transl Med. 2014 Aug 20；6（250）：250ra115
[230] Curr Neuropharmacol. 2016；14（8）：967-972
[231] J Auton Nerv Syst. 1991 Feb；32（2）：159-64
[232] Cancer Cell. 2005；8：241-54
[233] Front Physiol. 2013；4：185
[234] Dis Model Mech. 2011；4（1）：67-85
[235] J Clin Exp Oncol. 2013；S1：1-29
[236] Phys Biol. 2012；9：065002
[237] Occup Environ Med. 2014 Jul；71（7）：514-22
[238] Biochem Biophys Res Commun. 2015 Apr 17；459（4）：585-90
[239] Physiol Behav. 2015 Mar 1；140：236-4
[240] Proc Soc Exp Biol Med. 1945；59：4-8
[241] Life Sci. 1993；53（18）：1391-9
[242] Br J Pharmacol. 2010 Oct；161（4）：755-767

第5章

[243] J Lipid Res. 1996 Feb；37（2）：290-8
[244] Biochim Biophys Acta. 1997 Apr 21；1345（3）：317-26
[245] Chem Res Toxicol. 2009 May 18；22（5）：759-778
[246] Toxicol Mech Methods. 2010 Jan；20（1）：36-44
[247] Mutat Res. 2006 Sep 19；608（1）：1-7. Epub 2006 Jun 21
[248] Environ Mol Mutagen. 2010 Jul；51（6）：625-34
[249] Nucleic Acids Res. 2001 Aug 15；29（16）：3433-3438
[250] Biochim Biophys Acta. 1993 Aug 11；1169（2）：126-34
[251] Nat Rev Mol Cell Biol. 2005 Apr；6（4）：298-30
[252] Oncogene. 2010 Aug 19；29（33）：4617-24
[253] Annu Rev Pathol. 2010；5：253-95
[254] Free Radic Biol Med. 2008 Aug 1；45（3）：231-41

[183] Cell Mol Life Sci. 1998 Dec ; 54 (12) : 1291-8
[184] J Natl Cancer Inst. 1944 ; (4) : 461-468
[185] Occup Environ Med. 2017 Sep ; 74 (9) : 667-679
[186] Br J Cancer. 2014 Jul 29 ; 111 (3) : 603-7
[187] Shock. 2013 Dec ; 40 (6) : 451-62
[188] J Mol Endocrinol. 2013 Sep 11 ; 51 (2) : R51-64
[189] Cell Death Differ. 2008 Dec ; 15 (12) : 1901-9
[190] Cell Death Differ. 2008 Dec ; 15 (12) : 1901-9
[191] Proc Natl Acad Sci U S A. 2006 May 2 ; 103 (18) : 7048-53
[192] J Clin Invest. 2006 Feb ; 116 (2) : 485-94
[193] Curr Opin Immunol. 2007 Feb ; 19 (1) : 39-45
[194] Cancer Res. 2006 Apr 1 ; 66 (7) : 3859-68
[195] Cancer Res. 2005 Jun 15 ; 65 (12) : 5009-14
[196] Crit Care Med. 2002 Feb ; 30 (2) : 276-84
[197] Cancer Res. 2005 Jun 15 ; 65 (12) : 5009-14
[198] J Biol Chem. 2009 Feb 27 ; 284 (9) : 5915-26
[199] Life Sci. 1992 ; 50 (19) : 1459-68
[200] Biochem Pharmacol. 1995 Jan 6 ; 49 (1) : 65-8
[201] J Neural Transm (Vienna) . 2000 ; 107 (12) : 1393-401
[202] Circ Res. 1960 Jan ; 8 : 234-9
[203] J R Soc Interface. 2016 Sep ; 13 (122) . pii : 20160539

第4章

[204] Molecular Biology of the Cell. Garland Publishing Inc. ; New York, NY : 1994. p. 891
[205] Cancer Metastasis Rev. 2013 Dec ; 32 (3-4) : 403-21
[206] Biosystems. 2013 Jan ; 111 (1) : 1-10.
[207] Application of Thermodynamics to Biological and Materials Science, ed Mizutani, editor. (Rijeka : InTech ;) , 2011, 203-226. 10.5772/12973
[208] Curr Pharm Biotechnol. 2011
[209] J Biosci. 2014 ; 39 (2) : 281-302
[210] Nat Rev Cancer. 2001
[211] J Cell Sci. 2015 Dec 1 ; 128 (23) : 4366-79
[212] Toxicology. 2002 ; 180 (3) : 233-248
[213] Biol Open. 2013 ; 2 : 156-169
[214] FEBS J. 2009 ; 276 : 1196-1207
[215] J Natl Cancer Inst. 1973 Oct ; 51 (4) : 1275-85
[216] Cancer Res. 1977 Dec ; 37 (12) : 4367-71
[217] Int J Cancer. 1989 Sep 15 ; 44 (3) : 449-53

[143] Biochem Soc Trans. 2014 Aug ; 42 (4) : 1101-6.
[144] Free Radic Biol Med. 1999 Feb ; 26 (3-4) : 379-87
[145] J Biol Chem. 2013 Oct 4 ; 288 (40) : 29036-29045
[146] Oncotarget. 2016 Aug 23 ; 7 (34) : 55789-55810
[147] Curr Alzheimer Res. 2016 ; 13 (2) : 206-11
[148] Biochim Biophys Acta. 2015 Jun-Jul ; 1847 (6-7) : 514-25
[149] J Pharmacol Exp Ther. 2012 Sep ; 342 (3) : 608-18
[150] Int J Radiat Biol. 2005 ; 81 (12) : 887-99
[151] J Pharm Pharmacol. 2008 ; 60 (8) : 943-50
[152] Radiat Prot Dosimetry. 2002 ; 99 (1-4) : 159-62
[153] Cell Death and Disease (2016) 7, e2366
[154] Mol Carcinog. 2015 Jun ; 54 (6) : 473-484
[155] Environ Res. 2007 Oct ; 105 (2) : 200-11
[156] Bioorg Chem. 2014 December ; 57 : 213-221
[157] Proc Natl Acad Sci U S A. 2015 Feb 17 ; 112 (7) : 2040-5
[158] Q Rev Biophys. 2015 November ; 48 (4) : 411-420
[159] PLoS One. 2016 Mar 25 ; 11 (3) : e0152345
[160] Proc Natl Acad Sci U S A. 2011 Mar 1 ; 108 (9) : 3797-802
[161] Laser Phys. 2010 Jan ; 20 (1) : 125-138
[162] Chem Phys Lett. 2009 November 24 ; 483 (1-3) : 1-9
[163] J Immunol. 2010 Feb 1 ; 184 (3) : 1200-9
[164] Cell Metab. 2011 ; 14 (6) : 804-810
[165] J Lipid Res. 2012 ; 53 (6) : 1080-1092
[166] Biochem J. 2009 ; 417 (1) : 183-193
[167] J Hepatol. 2010 ; 52 (5) : 727-736
[168] Philos Trans R Soc Lond B Biol Sci. 2014 Jul 5 ; 369 (1646) : 20130446
[169] Biochim Biophys Acta. 2015 Jun-Jul ; 1847 (6-7) : 514-25
[170] Free Radic Biol Med. 2016 Jul ; 96 : 22-33
[171] Proc Natl Acad Sci U S A. 2000 Jan 18 ; 97 (2) : 611-61
[172] Br J Pharmacol. 2008 Jan ; 153 (1) : 6-20
[173] Curr Biol. 2014 May 19 ; 24 (10) : R453-62
[174] JAMA. 2007 ; 297 : 842-857
[175] PNAS, 1977, 74 (4) , pp. 1558-1560
[176] Cell Metab. 2013 Mar 5 ; 17 (3) : 372-85
[177] J Clin Invest. 2015 Mar 2 ; 125 (3) : 1174-88
[178] Cell Metab. 2014 Feb 4 ; 19 (2) : 285-92
[179] Am J Clin Nutr. 2007 Nov ; 86 (5) : 1286-92
[180] Br J Nutr. 2012 Sep ; 108 (5) : 801-9
[181] Front Immunol. 2015 ; 6 : 223
[182] Trans Am Surg Assn. 1894 ; (12) : 183-212

[105] Biochem J 1984 ; 218 : 273-275
[106] Eur J Biochem. 1999 May ; 261 (3) : 734-9
[107] J Hepatol. 2017 Aug 24. pii : S0168-8278 (17) 32216-X
[108] Transl Psychiatry. 2015 Nov 17 ; 5 : e681
[109] J Biol Chem. 1996 Feb 9 ; 271 (6) : 3141-7
[110] RNA Biol. 2017 Jul 3 ; 14 (7) : 938-951
[111] Cancer Lett. 2005 Dec 8 ; 230 (1) : 122-33
[112] Diab Vasc Dis Res. 2014 Jul ; 11 (4) : 270-280
[113] J Mol Cell Cardiol. 2002 Aug ; 34 (8) : 1063-7
[114] Breast Cancer Res. 2013 Apr 8 ; 15 (2) : R30
[115] Sci Rep. 2015 Jun 12 ; 5 : 10020
[116] Am J Physiol Lung Cell Mol Physiol. 2009 Oct ; 297 (4) : L631-40
[117] Cancer Med. 2017 Jan ; 6 (1) 288-297
[118] J Pathol. 2017 Feb ; 241 (3) : 337-349.
[119] Clin Oral Investig. 2017 Jan ; 21 (1) : 211-224
[120] Steroids. 1983 Jul ; 42 (1) : 77-91
[121] Biol Reprod. 2003 Nov ; 69 (5) : 1481-7. Epub 2003 Jul 9
[122] Problems of Cell Permeability : International Series of Monographs in Pure and Applied Biology : Modern Trends in Physiological Sciences, Vol. 26
[123] Mol Endocrinol. 2008 Aug ; 22 (8) : 1812-24
[124] J Steroid Biochem Mol Biol. 2006 Jul ; 100 (1-3) : 18-23
[125] Sci Rep. 2015 Jun 12 ; 5 : 10020
[126] Arthritis Rheum. 2008 Aug ; 58 (8) : 2409-19
[127] Curr Opin Struct Biol. 2001 Dec ; 11 (6) : 752-60
[128] Curr Opin Chem Biol. 2000 Oct ; 4 (5) : 545-52
[129] J. Clin. Endocrinol. Metab. 2003 ; 88 : 2810-281
[130] Gut. 2006 Jan ; 55 (1) : 115-122
[131] Cancer Metastasis Rev. 2011 Dec ; 30 (0) : 277-294
[132] Am J Physiol Lung Cell Mol Physiol. 2009 Oct ; 297 (4) : L631-40
[133] Oncotarget. 2016 Jan 5 ; 7 (1) : 94-111
[134] FASEB J. 2016 Jun ; 30 (6) : 2086-9
[135] Cancer Med. 2017 Jan ; 6 (1) 288-297
[136] Clin Oral Investig. 2017 Jan ; 21 (1) : 211-224
[137] J Lab Clin Med. 1960 Jun ; 55 : 849-54
[138] Respir Physiol Neurobiol. 2015 Jan 15 ; 206 : 25-35
[139] Eur Thyroid J. 2012 ; 1 (4) : 232-242
[140] Mol Cell Biol. 2014 Aug ; 34 (15) : 2890-2902
[141] Free Radic Biol Med. 2002 Dec 1 ; 33 (11) : 1440-50
[142] J Neurochem. 2015 Apr ; 133 (2) : 284-97.

[65] Intensive Care Med. 2009 Jan ; 35 (1) : 129-35
[66] J Physiol. 1968 Jul ; 197 (2) : 345-61
[67] Physiol Rep. 2016 Dec ; 4 (23) . pii : e13046
[68] Cell Metab. 2006 ; 3 (3) : 177-85
[69] PLoS One.2012 ; 7 (10) : e46571
[70] Cell Cycle. 2016 ; 15 (1) : 72-83
[71] Proc Natl Acad Sci U S A. 2007 Dec 4 ; 104 (49) : 19345-19350
[72] Front Immunol. 2016 ; 7 : 52
[73] J Leukoc Biol. 2003 Apr ; 73 (4) : 482-92
[74] Blood. 2006 Mar 1 ; 107 (5) : 2013-21
[75] Wound Repair Regen. 2003 Nov-Dec ; 11 (6) : 504-9
[76] Wound Repair Regen. 2000 Sep-Oct ; 8 (5) : 353-60
[77] Perit Dial Int. 1993 ; 13 (2) : 112-7
[78] Front Immunol. 2013 Dec 25 ; 4 : 490
[79] Basic Res Cardiol. 1989 Mar-Apr ; 84 (2) : 165-73
[80] J Biol Chem. 2008 Jul 18 ; 283 (29) : 19927-19935
[81] J Immunol. 2009 Feb 15 ; 182 (4) : 2476-84
[82] J Immunol. 2008 Jun 1 ; 180 (11) : 7175-83
[83] Cell Cycle. 2016 ; 15 (1) : 72-83
[84] Curr Pharm Des. 2012 ; 18 (10) : 1319-30
[85] J Intern Med. 2013 Feb ; 273 (2) : 156-65
[86] Interdiscip Toxicol. 2014 Jun ; 7 (2) : 60-72
[87] Toxicol Sci. 2013 Jul ; 134 (1) : 1-17
[88] Scientific World Journal. 2012 ; 2012 : 136063
[89] Toxicol Appl Pharmacol. 2008 Aug 15 ; 231 (1) : 34-42
[90] Curr Biol. 2014 May 19 ; 24 (10) : R453-R462
[91] J Biol Chem. 1997 Jul 25 ; 272 (30) : 18515-7.
[92] Metabolites. 2016 Dec ; 6 (4) : 33
[93] Stress. 2017 May ; 20 (3) : 231-240
[94] Clin Interv Aging. 2013 ; 8 : 1023-1032
[95] Am. J. Physiol. 1984, 246, 409-438
[96] Cell 1985, 43, 653-657
[97] Chem Biol Interact 81 (1-2) , 57-68. 1 1992
[98] Mol Cell Biochem. 1999 Jun ; 196 (1-2) : 163-8
[99] Proc Natl Acad Sci U S A. 2002 Dec 24 ; 99 (26) : 16922-1692
[100] Antioxid Redox Signal. 2008 Feb ; 10 (2) : 179-206
[101] Arch Biochem Biophys. 1986 May 1 ; 246 (2) : 501-14
[102] J Biol Chem. 1985 Mar 25 ; 260 (6) : 3275-80
[103] Redox Rep. 2009 ; 14 (3) : 102-8
[104] Arch Biochem Biophys. 1995 Feb 1 ; 316 (2) : 909-16

［28］ Cancer. 1988；62：818-25
［29］ Crit Rev Oncol Hematol. 2016 Feb；98：122-36
［30］ Science. 1967；156：1050-4
［31］ Breast. 2009；3：S10-7
［32］ Front Cell Dev Biol. 2015 Jul 7；3：43
［33］ PLoS One. 2013；8（5）：e61747
［34］ Prog Exp Tumor Exp Tumor Res. 1964；5：85-133
［35］ Plast Reconstr Surg. 2016 Jun；137（6）：1659-69
［36］ Cell Cycle. 2011 Jul 1；10（13）：2100-14.
［37］ J Med Genet 2013；50：1-10）
［38］ Cancer Res. 1992 Nov 15；52（22）：6394-6
［39］ Proc Natl Acad Sci U S A. 2008 Aug 26；105（34）：12445-12450
［40］ Int J Radiat Oncol Biol Phys. 2008 Feb 1；70（2）：554-62
［41］ Cancer. 2006；107（5）：991-8
［42］ Cancer. 2000；88（2）：398-406
［43］ Oncotarget. 2016 Jan 26；7（4）：4385-98
［44］ Environ Sci Technol. 2006 Nov 1；40（21）：6859-64
［45］ Exp Hematol. 2007 Apr；35（4 Suppl 1）：55-63
［46］ Radiat Res. 1995 Nov；144（2）：198-205
［47］ Cell Cycle. 2008 May 1；7（9）：1238-4
［48］ Epidemiology. 2016 May；27（3）：316-322
［49］ Radiat Prot Dosimetry. 2016 Sep；171（1）：41-6
［50］ Nature 1935, 135, 606-608
［51］ Cancer. 1953 Sep；6（5）：963-8
［52］ Br Med J. 1969 Sep 27；3（5673）：778
［53］ Bioessays. 2011 May；33（5）：332-340
［54］ Proc Soc Exp Biol Med. 1944；55（3）：176-179
［55］ J Natl Cancer Inst. 1947；8（1）：7-16
［56］ Cancer Res. 2010；70（15）：6336-6343
［57］ Proc Natl Acad Sci U S A. 1998；95（26）：15333-15338
［58］ J Cell Biol. 1997；137（1）：231-245
［59］ Differentiation. 2002：70：537-546
［60］ J Mammary Gland Biol Neoplasia. 2001；6：213-221
［61］ J Mammary Gland Biol Neoplasia
［62］ J Cell Sci. 2004；117：1495-502
［63］ J Cell Sci. 2005；118：123-127

第3章

［64］ Physiol Res. 2002；51（4）：335-9

References（参考文献）

第1章

[1] The Immortal Life of Henrietta Lacks. New York：Braodway Paperbacks. p. 131
[2] Cancer Res. 1983 Feb；43（2）：892-6.
[3] Nebr Med J. 1996 Mar；81（3）：73-8.
[4] Nature. 2017 Oct 12；550（7675）：270-274
[5] Sci Transl Med. 2017 Jul 5；9（397）. pii：eaan0026

第2章

[6] The Origin of Malignant Tumors. Williams & Wilkins；Baltimore, MD：1929. pp. 62-63
[7] Clin Transl Med. 2016；5：13
[8] Bioessays. 2011 May；33（5）：332-40
[9] Nature. 2007 Mar 8；446（7132）：153-158
[10] Science. 2015 May 22；348（6237）：880-6
[11] J Med Invest 2015：62：19-23
[12] J Med Genet 2013；50：1-10
[13] Science. 1984 Nov 16；226（4676）：792-801
[14] Proc Natl Acad Sci U S A. 1950 Jun；36（6）：344-355
[15] Proc Natl Acad Sci. 2003；100：5280-5285
[16] Genome Res. 2008；18：1875-1883
[17] Proc Natl Acad Sci U S A. 2012 Dec 11；109（50）：20198-20199
[18] Genome Biol Evol. 2015 May；7（5）：1296-1302
[19] Mol Cell Endocrinol. 2014 Dec；398（0）：4-12
[20] Science. 1956 Feb 24；123（3191）：309-14.
[21] J Cell Physiol. 1976 Dec；89（4）：701-9
[22] EGFR：Epidermal Growth Factor receptor
[23] Endocrinology. 1995 Jul；136（7）：2809-16
[24] Mol Cell Biol. 2016 May 1；36（9）：1383-1394
[25] Biochem Soc Trans. 2014 Oct；42（5）：1349-55
[26] J Clin Invest. 2014 Jan 2；124（1）：367-384
[27] Nat Rev Cancer. 2003；3：203-16

著者略歴

﨑谷　博征（さきたに　ひろゆき）

総合医、脳神経外科専門医、医学博士、パレオ協会代表理事、日本ホリスティック療法協会理事。ロイヤルホリスティックカウンセリング院長。エネルギー量子医学会会長。

1968年 奈良県生まれ
奈良県立医科大学・大学院卒業
脳神経外科専門医、ガンの研究で医学博士取得。

国立大阪南病院、医真会八尾病院を経て、私立病院の副院長をつとめる。現在、パレオ協会、ロイヤルホリスティックカウンセリングでガン、難病、原因不明の慢性病を対象にした治療を確立し、根本治療指導に従事している。

生物学・人類学・考古学・物理学など学問の垣根を取り払い横断的に研究。「原始人食」（﨑谷式パレオダイエット）およびパレオライフスタイルを確立。「リーキーガット」「リーキースキン」「リーキーベッセル」や「プーファ（PUFA）」「リポリシス」「健康の場（ヘルスィネス・フィールド）」「病気の場（シックネス・フィールド）」という概念を日本で初めて定着させた。パレオ協会を通じて栄養学およびライフスタイル改善の啓蒙を行っている。またエネルギー量子医学会を立ち上げ、全国で医師・治療家および一般の方々を対象に講演・啓蒙活動を行っている。

著書に『患者見殺し医療改革のペテン』『グズな大脳思考　デキる内臓思考』『医療ビジネスの闇』（共に韓国語訳出版）、『原始人食で病気は治る』（台湾語訳も出版）、『間違いだらけの食事健康法』、『この４つを食べなければ病気にならない』（中国語訳も出版）、『ガンの80％は予防できる』、『「プーファ」フリーであなたはよみがえる！』（鉱脈社刊）、『病はリポリシスから』、『糖尿病は〝砂糖〟で治す！』（鉱脈社刊）
共著に『悪魔の思想辞典』『日本のタブー（悪魔の思想辞典２）』がある。

健康常識パラダイムシフトシリーズ4
ガンの大本は生命場の乱れにあり
ガンは安心させてあげなさい
「ガン安心療法」の最前線

二〇一八年一月十一日　初版印刷
二〇一八年二月二十二日　二刷発行

著　者　﨑谷博征©
発行者　川口敦己
発行所　鉱　脈　社
〒八八〇-八五五一
宮崎市田代町二六三番地
電話　〇九八五-二五-一七五八

印刷　有限会社　鉱　脈　社
製本　日宝綜合製本株式会社

パレオ協会

私たち人類には、とてつもない「生命力」が内蔵されています。

しかし、残念ながら現代社会ではこの「生命力」が完全に削がれています。

パレオ協会では、私たちに普遍的に内蔵されている「生命力」を引き出すことを目的としています。

人類が心身ともに健康であった狩猟採集時代の食事を含めたライフスタイル（パレオライフスタイル）を現代に復活させることで、「生命力」を引き出します。

食事（栄養学）、身体活動などを中心としたプログラムや慢性病・ガンの根本治癒についてのプログラムを提供しております。ご自分の健康を守る上で必須の知識（健康神話の真実シリーズ）をDVDにまとめておりますので、是非ご視聴ください。

また、協会ではニュースレターの定期的発行、セミナー、パレオアクティビティ（山登り、キャニオニングなど自然とのふれあい）などを通じて会員のみなさんの心身をフォローしております。この協会のコンテンツに今までの研究成果、叡《えい》智《ち》を凝集させておりますので、ご参加いただければ幸いです。

一般社団法人パレオ協会ホームページ：http://paleo.or.jp/

エネルギー量子医学会

生命体を細胞というミクロレベルおよび個体を取り巻く場というマクロレベルの両方から量子レベルで研究していくサイエンス（学問）を立ち上げました。「ガンの安心療法」はもちろん、身体レベル、意識レベル、そして私たちを取り巻くフィールド（場）のレベルとその相互関係を総合的に取り扱う学問です。すべての学問の垣根を取り払って、人類の英知を結集させていきます。このことを理解・体感していただくことで自分自身や自分の周囲が健康になっていきます。具体的な治療法も含めた研究会を定期的に開催していきます。自分がもっと健康になりたい、あるいは潜在能力を発揮したいという方はもちろん、根本治癒を指導したいという医療従事者・治療家・ヒーラーの方もたくさん是非ご参加くだされば幸甚です。

関連本

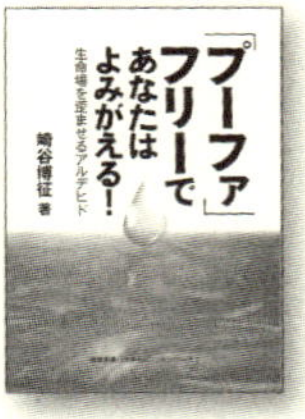

健康常識パラダイムシフトシリーズ1

「プーファ」フリーであなたはよみがえる！

生命場を歪ませるアルデヒド

四六判上製［1600円＋税］

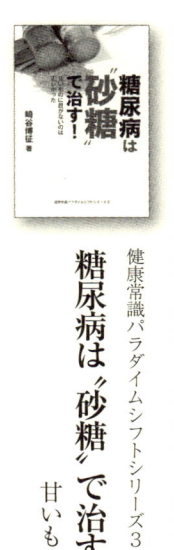

健康常識パラダイムシフトシリーズ3

糖尿病は〝砂糖〟で治す！

甘いものに目がないのは正しかった

四六判上製［1800円＋税］